DE

LA SYNDACTYLIE

BORDEAUX
IMPRIMERIE DU MIDI
91, Rue Porte-Dijeaux, 91.

1898

DE

LA SYNDACTYLIE

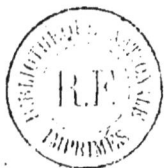

PAR

Le Docteur Albert HERRAN

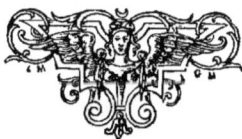

BORDEAUX

IMPRIMERIE DU MIDI — PAUL CASSIGNOL

91 — RUE PORTE-DIJEAUX — 91

1898

A LA MÉMOIRE DE MON PÈRE ET DE MON ONCLE

———

A MA MÈRE

———

A MA SŒUR, A MON BEAU-FRÈRE

———

A MES PARENTS

A MES MAITRES

———

A MES AMIS

A mon Président de Thèse

MONSIEUR LE DOCTEUR T. PIÉCHAUD

PROFESSEUR DE CLINIQUE CHIRURGICALE INFANTILE A LA FACULTÉ

DE MÉDECINE DE BORDEAUX

CHIRURGIEN DES HOPITAUX

OFFICIER DE L'INSTRUCTION PUBLIQUE

INTRODUCTION

Ayant eu l'occasion d'observer un cas de syndactylie à la Clinique de M. le Dr Sengensse, nous avons eu l'idée d'en faire le sujet de notre thèse inaugurale; car il nous a paru intéressant de réunir les principaux procédés opératoires destinés à remédier à cette infirmité.

« A mesure qu'on se pénètre davantage, nous dit le Dr Blum, de la valeur propre de chacune des parties constituantes de la main et de l'influence que ces lésions peuvent exercer par leur retentissement sur la santé générale, on devient plus soucieux, nous pourrions dire plus respectueux de son intégrité ». Ces raisons, lorsque cet organe est dévié du type normal, engagent le praticien à le ramener à son idéal et à faire disparaître sa difformité. Tel est le but que nous nous sommes proposé d'atteindre dans cette étude sur la syndactylie.

Nous diviserons ce travail en sept chapitres.

Dans le premier chapitre nous parlerons de la syndactylie en général.

Le second sera consacré à l'embryologie, l'étiologie et la pathogénie.

Dans le troisième, nous étudierons les symptômes, la marche, la durée et le pronostic.

Dans le quatrième, nous nous occuperons des indications et contre-indications opératoires.

Le cinquième sera consacré au traitement.

Le sixième sera réservé aux complications et au choix du procédé.

Le septième comprendra les observations.

Nous ne saurions entrer en matière sans adresser l'expression de notre vive gratitude aux premiers maîtres qui nous apprirent à connaître la médecine et la chirurgie : MM. Picot et Baudrimont.

Nous remercions chaleureusement MM. les professeurs Masse, Moussous et Lagrange des témoignages de bienveillance qu'ils nous ont prodigués.

Nous prions MM. les Drs Guément et Sengensse de recevoir l'expression de nos remerciements les plus sincères pour les excellents conseils qu'ils nous ont donnés et pour la sympathique amitié dont ils nous ont honoré.

M. le professeur Piéchaud a particulièrement droit à notre gratitude. C'est dans son service si actif de clinique chirurgicale et dans ses leçons si méthodiques et si claires que nous avons puisé la plupart de nos connaissances en pathologie infantile. Il s'est toujours montré à notre égard d'une affabilité et d'une sollicitude à toute épreuve; aussi nous prions ce maître si bienveillant d'accepter l'hommage· de notre affectueuse reconnaissance. Nous le remercions vivement d'avoir bien voulu nous faire l'honneur d'accepter la présidence de notre thèse.

CHAPITRE PREMIER

———

De la Syndactylie en général.

La syndactylie est une affection pathologique congénitale ou acquise consistant dans une coalescence ou adhérence des doigts. Dans la syndactylie régulière l'adhérence a lieu entre leurs faces latérales, et dans la forme irrégulière elle existe sur leurs faces dorsale ou palmaire. Nous ne parlerons ici que de la première forme ou régulière.

Les doigts sont plus au moins intimement unis par leurs faces latérales et, selon le degré de coalescence, ils sont simplement gênés dans leurs mouvements respectifs ou bien ils sont dans l'impossibilité absolue de se mouvoir séparément.

La syndactylie congénitale a été observée dès l'antiquité. On en trouve la description et même l'explication dans le *Traité de la nature de l'enfant* (collection hippocratique). Celse en parle, et la plupart des chirurgiens en font mention.

Anatomie

On distingue deux grandes classes de syndactylie : 1° la syndactylie congénitale; 2° la syndactylie acquise.

Au point de vue anatomique, les nombreuses variétés de syndactylie peuvent être rangées dans les trois groupes suivants :

1° Les doigts sont reliés l'un à l'autre par une membrane lâche;

2º Les doigts sont intimement accolés l'un à l'autre, étant enveloppés par une peau continue;

3º Les doigts sont soudés l'un à l'autre par leur squelette.

1º Syndactylie membraneuse

Cette première variété constitue la main palmée par analogie avec la membrane interdigitale qu'on observe chez les oiseaux aquatiques. Les doigts sont nettement conformés, mais ils sont séparés par une membrane mince qui constitue la palmature. Cette membrane est plus ou moins étendue; tantôt elle s'étend de la racine des doigts à leur extrémité libre et cette infirmité est alors désignée usuellement sous le nom de « patte en canard », tantôt elle n'occupe que la moitié de la longueur des doigts, toujours du côté de la racine, et on peut la considérer comme le prolongement du repli cutané que l'on trouve dans l'espace interdigital. Ce repli est plus ou moins large et plus ou moins épais selon l'écartement des doigts. Quand ceux-ci sont suffisamment écartés, il peut être transparent. Il est composé de deux feuillets, entre lesquels se trouve une couche plus ou moins épaisse de tissu cellulaire et, en saisissant ceux-ci entre le pouce et l'index, on peut les faire glisser l'un sur l'autre quand leur laxité et l'écartement des doigts le permettent; en somme, on peut considérer ces deux feuillets comme le prolongement de la peau des faces dorsale et palmaire de la main. La peau de ces membranes est dépourvue de poils, mais on y trouve des filets nerveux et de petits vaisseaux. Généralement, à ce degré les doigts présentent une structure et un volume normal (*Pl.* 1); on a remarqué cependant que lorsque les doigts étaient très rapprochés, ils étaient ordinairement plus petits.

2º Doigts accolés sous une enveloppe cutanée unique

Ici il n'y a pas de membrane interdigitale, mais seulement une enveloppe plus ou moins étroite, sous laquelle sont rangés côte à côte les squelettes des doigts. Le même tégument enveloppe deux ou plusieurs doigts (*Pl.* 2). A ce degré les doigts sont en général atrophiés. Cette variété est celle que l'on rencontre le plus fréquemment.

3° SYNDACTYLIE OSSEUSE

Dans cette variété les squelettes des deux doigts voisins sont fusionnés. Si la fusion porte sur toute leur étendue, on n'a plus qu'un doigt unique, d'un volume anormal; en réalité on a affaire à une variété particulière d'ectrodactylie et dans ce cas la cavité des articulations communique souvent.

Dans d'autres cas, les deux squelettes ne sont pas fusionnés dans toute leur étendue, mais seulement par leur extrémité terminale; en pareil cas, les deux ongles sont habituellement fusionnés. Cette variété se rencontre assez fréquemment au pied.

Les hauts degrés de ces arrêts de formation sont souvent accompagnés d'autres malformations. De plus, il importe de savoir que la syndactylie, surtout dans ces deux dernières variétés, se complique quelquefois d'une anomalie des artères. Sur un enfant venu au monde avec les trois derniers doigts de la main gauche unis ensemble, M. Lemaistre a fait remarquer, dans le *Bulletin de la Société Anatomique*, que cette union était très intime par suite de la présence d'un tissu fibreux très dense occupant les espaces interdigitaux. En outre, l'arcade palmaire superficielle descendait plus bas que de coutume, si bien qu'on l'aurait divisée deux fois si on avait séparé les doigts avec le bistouri. Les artères collatérales étaient pour cette raison plus courtes qu'à l'état normal.

M. Maillot a fait remarquer à ce propos qu'il existe un rapport entre la naissance des artères collatérales et le point où commence la petite gouttière qui indique la séparation des doigts. Ainsi, tandis que l'une de ces gouttières est plus élevée que l'autre, la partie correspondante de l'arcade palmaire l'est aussi ; elle atteint la hauteur de l'extrémité inférieure de la deuxième phalange. Il engage par conséquent les chirurgiens à consulter les faits analogues pour constater si l'arcade palmaire se rapproche d'autant plus des phalangines que la ligne de démarcation apparente des doigts est plus élevée, et leur conseille une très grande prudence, puisqu'ils s'exposent à diviser l'arcade palmaire en portant l'incision jusqu'au milieu des phalanges.

Au point de vue morphologique, la syndactylie se divise en : 1° Syndactylie complète ; 2° syndactylie incomplète.

La syndactylie est complète quand les doigts sont intimement unis dans toute leur longueur, et alors les parties constituantes des doigts sont distinctes ou bien elles sont confondues.

La syndactylie est incomplète lorsque les doigts ne sont réunis que dans une seule partie de leur longueur.

De plus, la syndactylie est partielle quand elle n'intéresse que deux, trois ou quatre doigts.

Elle est totale si elle porte à la fois sur tous les doigts.

Les variétés fréquentes atteignent les derniers doigts, le médius et l'annulaire d'une part, et l'annulaire et l'auriculaire d'autre part.

Les variétés rares s'observent surtout entre le pouce et l'index, et ceci est dû, d'après Huguier, à la rapide séparation de cet espace interdigital chez l'embryon. Huguier n'en cite que trois cas.

Fréquence. — Les difformités congénitales des doigts sont nombreuses. Il suffit de citer celles qui ont pour cause un arrêt de développement, telles que l'ectrodactylie, la brachydactylie et la syndactylie, et celles qui résultent d'un excès contraire comme la polydactylie, l'augmentation du nombre des phalanges et la macrodactylie, etc., pour se rendre compte de leurs nombreuses variétés.

Ces variétés elles-mêmes se combinent souvent. On rencontre surtout l'ectrodactylie combinée à la syndactylie (Drs Blum, Legendre). D'autre part, on voit quelquefois la syndactylie coïncidant avec une polydactylie (Lépine, Lau-

nay, Demarquay), avec une macrodactylie, avec une atrophie
des doigts (Delore, Dupuy), avec une abnormité du globe
oculaire, une hydrocéphalie (Lerno), un bec-de-lièvre (Dupuy), avec un pied bot, des sillons cutanés, une amputation
spontanée (Longuet). On rencontre aussi parfois la bifidité
du pouce, affection qui n'est en somme que de la polydactylie et de la syndactylie combinées.

Parmi toutes ces anomalies, dont beaucoup par leur nature sont irrémédiables et rentrent par conséquent dans le
domaine de la tératologie toute pure, la syndactylie est certainement celle qui offre le plus d'intérêt au chirurgien. Ce
n'est pas que la syndactylie soit la difformité la plus commune, car Fort, dans sa thèse d'agrégation, a trouvé 42 cas
d'ectrodactylie et 27 seulement de la difformité qui nous
occupe, sur 69 cas de malformations congénitales. De même
Moreau a déclaré à la Société anatomique que sur 3.000 nou-
veau-nés il n'a rencontré qu'une seule fois la syndactylie.
Mais comme les traités de médecine opératoire s'occupent
de tous les moyens de remédier à cette anomalie qui donne
lieu à des opérations utiles et intéressantes, il n'est pas éton-
nant que l'on soit porté à croire à une plus grande fréquence.

Deguise prétend que la syndactylie est plus fréquente chez
les filles que chez les garçons. Fort partage la même opinion.

Siège. — Cette difformité occupe le plus souvent les mains.
M. Guyot-Daubès prétend au contraire que la palmature, soit
incomplète, soit très accentuée, semble affecter de préférence
les extrémités inférieures. Il n'est pas absolument rare de
la rencontrer aux mains et aux pieds (Guyot-Daubès). Enfin,
nous l'avons rencontrée plusieurs fois aux pieds seuls, mais
elle n'entraînait aucune infirmité. Aussi nous ne nous arrê-
terons pas sur cette palmature des pieds, qui est peut-être
plus fréquente qu'on ne croit, mais qui, par cela même
qu'elle passe souvent inaperçue aux yeux des sujets qui en
sont porteurs, ne présente aucun intérêt au point de vue
chirurgical.

Nous avons réuni 22 cas de syndactylie congénitale, et sous le rapport du siège, nous avons trouvé qu'elle affectait :

Les 2 mains et les 2 pieds .... 6 fois.
Les 2 mains. .... 5 fois.
Une seule main .... 10 fois.
Une main et un pied (même côté). 1 fois.

On voit donc que les cas les plus fréquents affectent les mains, et c'est des mains aussi que s'occupent exclusivement les auteurs pour la médecine opératoire, le membre supérieur étant du reste plus utile et plus nécessaire à l'homme, tant pour gagner sa vie que pour exécuter les divers mouvements imposés pour sa propre conservation.

Tout ce que nous venons de dire se rapporte à la syndactylie congénitale envisagée comme arrêt de développement, c'est-à-dire que les doigts sont normaux comme forme. Toute la malformation consiste dans le fusionnement plus ou moins complet des doigts les uns avec les autres, trace de la palmature normale pendant les premiers temps de la vie intra-utérine. Mais à côté de cette forme, il en existe une autre à laquelle on peut donner le nom de *pathologique ;* elle est, en effet, de tout point comparable à la syndactylie acquise, qui succède aux lésions traumatiques et aux brûlures. Elle reconnaît comme origine des brides accidentelles ou une lésion nerveuse trophique, aussi la voit-on coïncider avec d'autres malformations des doigts, ectrodactylie, amputations congénitales, sillons congénitaux (Obs. de Kirmisson *Pl.* 3, de Longuet).

La *syndactylie acquise* ne s'observe généralement qu'aux mains. Nous distinguerons ici trois variétés principales, division qui n'est pas sans importance au point de vue du traitement :

1° La lésion porte sur les faces latérales des doigts mais n'atteint pas la commissure ;

2° L'adhérence se prolonge jusqu'à la commissure et descend jusqu'à une distance variable de l'extrémité des doigts ;

3° On peut observer des cas d'adhérence congénitale dans lesquels le chirurgien a déjà tenté une opération et a déterminé par conséquent la formation d'une cicatrice.

Chacune de ces divisions est susceptible de présenter plusieurs variétés.

Ainsi la cohérence, qui est ordinairement très intime, peut se faire par l'intermédiaire d'une membrane unissante cicatricielle. Elle s'étend parfois plus profondément jusqu'aux gaines tendineuses, aux os et aux articulations.

On voit aussi des cicatrices qui sont très irrégulières, minces en certains points, très épaisses dans d'autres.

Enfin, dans quelques cas, l'adhésion latérale des doigts se complique d'ankylose, etc.; et il peut arriver encore que sur une même main, on trouve simultanément plusieurs variétés d'adhérences vicieuses.

Ajoutons que la syndactylie acquise du premier degré est commune. La plus fréquente est la syndactylie du deuxième degré. Il est très rare de constater la syndactylie acquise du troisième degré.

CHAPITRE II

Embryologie.

C'est pendant la quatrième et la cinquième semaine de la vie intra-utérine que l'on voit paraître les premiers rudiments des doigts. Le système vertébral du tronc et de la tête a déjà pris un certain développement lorsque l'on voit poindre perpendiculairement au corps du fœtus deux saillies affectant la forme d'une palette à bords libres que Velpeau a comparées ingénieusement à des bourgeons qui sortent d'une branche d'arbre. Ces deux saillies sont réunies au fœtus par un petit pédicule destiné à former l'avant-bras et la main tandis qu'elles-mêmes formeront la main.

Vers la fin de la septième semaine, les doigts commencent à faire saillie sur le bord du bourrelet digital, sous la forme de moignons courts et gros. A ce moment commence la séparation des orteils, le pied étant resté jusqu'à présent avec l'aspect d'une palette losangique, tandis que sur la main les divisions des doigts étaient nettement indiquées. Pendant le deuxième mois les divisions des orteils s'accentuent. Vers la dixième semaine, le pouce est complètement séparé de l'index. La rapidité de cette désunion nous explique la rareté de la syndactylie siégeant entre le pouce et l'index. A partir de ce moment les doigts et les orteils prennent un accroissement rapide; leurs extrémités terminales deviennent libres, mais ils sont unis dans le reste de leur longueur, jusqu'au troisième mois, par une lame mince, analogue à la membrane interdigitale des palmipèdes.

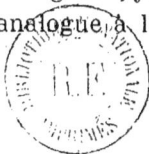

A partir de cette époque, la période embryogénique est close, nous dit Poirier, et la configuration extérieure des mains et des pieds présente ses caractères définitifs.

Pathogénie.

Nous allons parler en premier lieu de la syndactylie congénitale.

Nous venons de voir dans l'article précédent que les doigts et les orteils se forment à partir de la cinquième semaine de la vie intra-utérine et que leur développement est terminé vers la fin du troisième mois. Si, dans cet intervalle de temps, il survient un trouble dans le développement de ces organes, on comprendra la persistance de la palmature et la production de la syndactylie. Selon son degré de gravité et selon son siège, nous pourrons même préciser la date exacte de la formation de cet acte pathologique. Ainsi, la syndactylie du troisième degré s'opérera, pour les doigts, du commencement de la cinquième à la sixième semaine, et pour les orteils, de la cinquième à la septième semaine. La syndactylie du second degré s'effectuera de la sixième à la fin de la septième semaine pour les doigts et vers la huitième semaine pour les orteils. L'apparition de la syndactylie du premier degré se fera à partir de ce temps jusqu'à la fin du troisième mois.

Quelle est donc la nature de ce trouble de développement ?

Nous allons passer en revue les diverses théories embryogéniques :

1º Opinions anciennes (Fort) : Empédocle pensait que les monstres s'engendrent par le trop ou le trop peu de semence, par la turbulence et la perturbation du mouvement, parce que la semence se divise en plusieurs parts et parce qu'elle penche.

Des singularités analogues sont admises par les auteurs

des xve, xvie et xviie siècles, qui accusent l'étroitesse et la viscosité de la matrice, la présence du flux menstruel au moment de la conception, les opérations du démon, etc.

En 1690, P.-S. Régis émit pour la première fois l'idée que les anomalies dépendaient de *germes originairement anormaux*. Au commencement du xviiie siècle, Winslow, et plus tard Bonnet, Haller et Meckel cherchent à faire prévaloir cette théorie contre Lémery qui oppose la théorie des germes normaux troublés accidentellement dans leur évolution ;

2º Opinions modernes (Poirier) : La première en date est la théorie de la compression, théorie très ancienne et dont l'explication se trouve dans le *Traité de la nature de l'enfant* qui fait partie de la collection hippocratique ; mais l'agent et le mode d'action de cette compression n'ont été fixés d'une manière précise que par M. Dareste. Cet auteur a montré par ses expériences comment et par quoi l'embryon peut être comprimé dans l'utérus ; il a prouvé : 1º que l'amnios arrêté dans son développement comprime les parties de l'embryon sur lesquelles il s'applique ; 2º que cette compression s'exerce lorsque le corps de l'embryon n'est pas encore constitué par des cellules homogènes ; 3º que cette compression, lorsqu'elle s'exerce sur les membres, détermine trois sortes d'effets, tantôt isolés et tantôt associés, *des arrêts de développement*, des déviations et des *soudures*.

C'est ainsi que des compressions limitées donneront lieu à des arrêts de développement partiels qui n'atteindront que certaines parties d'un segment ; des orteils manqueront, ou bien à un moindre degré ils resteront attachés les uns aux autres par suite de la permanence du blastème qui les unit primitivement. Ceci explique la coïncidence d'autres déformations , telles que l'ectrodactylie, etc., avec la syndactylie.

Il existe une nouvelle théorie qui prétend expliquer la syndactylie congénitale par la production d'une ulcération due à des troubles trophiques pendant la vie intra-utérine. C'est Longuet qui, le premier, a émis cette idée à la suite d'un cas de syndactylie congénitale chez un enfant, coïncidant avec deux pieds bots, des sillons cutanés et une amputation spontanée. Il explique cette syndactylie de la façon suivante : « A un moment donné de la vie intra-utérine, les doigts index, médius et annulaire se sont ulcérés sous l'influence d'une de ces lésions nerveuses auxquelles on rattache les troubles trophiques. L'ulcération a porté sur l'extrémité des doigts parce que là les échanges nutritifs se font un peu difficilement, et elle a suivi toutes les phases habituelles pour se terminer par cicatrisation. Mais, pendant cette cicatrisation, il s'est produit une véritable greffe animale entre les parties ulcérées qui ont continué à se développer tout en restant soudées. La greffe a dû être singulièrement favorisée par la position des doigts qui, chez le fœtus, ainsi que chacun sait, sont fortement fléchis dans la paume de la main. »

Les considérations sur lesquelles se base cette opinion sont :

1° L'existence d'une altération multiple des centres nerveux, traduite par l'hydrocéphalie, le pied bot varus d'un côté, le pied bot valgus de l'autre.

2° L'existence d'une altération atrophique évidente de l'index de la main gauche, lequel index est resté libre, parce que le pouce n'a pas été altéré et que, d'autre part, le médius manque.

3° Les modifications observées dans les doigts soudés, brièveté et amincissement des doigts, absence des ongles, atrophie des petites phalanges, et enfin aspect des tissus qui présentent tous les signes d'une inflammation cutanée de date ancienne.

Is. Geoffroy Saint-Hilaire cite, dans son « Traité de Tératologie », des observations tendant à démontrer que des émotions morales violentes et des chagrins prolongés peuvent être l'origine de malformations congénitales. Comment prouver l'influence directe de ces causes ? Combien ne rencontre-t-on pas de femmes enceintes ayant éprouvé des émotions terribles et donnant naissance à des enfants bien constitués. Il nous semble qu'en bonne logique on ne doit voir là que des coïncidences.

Enfin quelques auteurs ont cherché à expliquer la syndactylie congénitale par l'atavisme. Guyot-Daubès, entre autres, donne l'explication suivante de la syndactylie congénitale des extrémités inférieures. L'habitat ordinaire de l'homme à son origine était à proximité des plages marines ou des rives de fleuves ou d'étangs, les coquilles, le poisson ayant été une nourriture plus facile à se procurer que toute autre. La palmature des pieds était incontestablement favorable, si ce n'est à la natation, du moins à la marche sur le sol boueux des rives ou sur le sable fin des grèves.

L'homme primitif étant affecté de palmature des orteils, les cas analogues, même quelquefois exagérés, constatés de nos jours, ne seraient que des cas de reversion vers une forme ancestrale.

De toutes ces théories, celle qui nous paraît la plus rationnelle est la théorie par arrêt de développement. Elle n'explique pas bien, il est vrai, les cas analogues à celui de Longuet, où la soudure se fait à l'extrémité des doigts, en laissant les phalanges libres ; mais, outre que ces cas sont très rares, il n'est pas défendu de croire à l'explication qui en a été donnée, d'autant plus que les connaissances actuelles que nous avons sur les troubles trophiques de l'enfance sont encore bien obscures.

La syndactylie acquise se rencontre assez fréquemment. Les causes qui la produisent sont multiples ; citons les brûlures, les ulcères strumeux, syphilitiques ou autres, les gelures, les contusions profondes avec attrition des parties sous-cutanées déterminant la formation d'eschares plus ou moins étendues, etc. Supposons qu'une blessure quelconque soit mal soignée, les plaies des faces latérales en regard de deux doigts voisins s'accolleront très rapidement en fermant l'espace interdigital, pour se fusionner presque aussitôt d'une manière définitive. Cette soudure deviendra de plus en plus intime par le fait même de son tissu cicatriciel rétractile. Les brûlures sont de toutes les plaies les plus dangereuses.

Il ne serait peut-être pas inutile de rappeler en quelques mots la manière dont se cicatrise la surface d'une plaie. Supposons une brûlure au troisième degré. Pendant que la plaie suppure, on voit poindre des saillies mamelonnées, coniques, molles, vasculaires, constituées, d'après Virchow, par la prolifération du tissu conjonctif. Ce sont les bourgeons charnus. Puis la suppuration et l'inflammation diminuent, les bourgeons charnus s'agglutinent par toute leur surface ; comme ils sont coniques, leur sommet s'incline vers ceux du voisinage et de ce rapprochement résulte déjà un rétrécissement de la surface de la plaie.

Etiologie.

Une des principales causes de la syndactylie congénitale est l'hérédité. Deguise en a cité un cas très net. Guersant a vu cette disposition sur les deux premiers orteils et aux deux pieds d'une dame dont la mère et la grand'mère présentaient le même vice de conformation. Bérigny a communiqué à la *Gazette Médicale de Paris* un autre cas de palmidactylisme se reproduisant dans une même famille pendant plusieurs générations.

Première génération. — La mère avait les troisième et quatrième orteils du pied droit palmés dans toute leur longueur. Les doigts et les pieds du mari n'ont rien.

Deuxième génération. — Du mariage résultent quatre filles et trois garçons n'ayant aucune anomalie.

Troisième génération. — Une des filles, l'aînée met au monde une fille ayant le troisième et le quatrième orteil du pied droit palmés, comme la grand'mère.

Une de ses sœurs a également une fille et un garçon portant tous deux, à la main droite, le médius et l'annulaire palmés.

Sur les deux garçons, frères des deux filles précitées un seul a, sur cinq enfants du sexe masculin, un fils qui vient au monde avec les doigts de la main droite semblables à ceux de sa cousine et de son cousin.

Il y a donc quatre enfants de la troisième génération qui héritent de la difformité de leur aïeule maternelle.

Quatrième génération. — Un des arrières petits-enfants a aussi une soudure du médius et de l'annulaire de la main droite. Il est à son tour père de deux jumelles, dont l'une reproduit au pied droit l'anomalie de sa bisaïeule (orteils) et d'un garçon qui présente à la main droite la même difformité que son père.

Cet exemple de Bérigny prouve surabondamment que l'hérédité joue un rôle important dans la reproduction de la syndactylie.

Guyot-Daubès prétend que la syndactylie est *essentiellement héréditaire.* Comme preuve de son affirmation il rappelle que le palmage des doigts est un caractère distinctif de certaines races de chiens, se transmettant par hérédité, notamment chez les terre-neuve et chez les griffons anglais.

M. le Dr L.-S. Minor, privat-docent de l'Université de Moscou, a publié dans la *Revue générale de Clinique et de Thérapeutique de Paris* une observation très intéressante. Nous y trouvons 17 cas de syndactylie dans une même famille.

Polaillon admet qu'une mutilation accidentellement acquise peut devenir cause d'une malformation congénitale chez l'enfant à naître, et de ce chef il conclut à la vérité du vieil adage hippocratique : *Gignuntur autem læsi ex læsis, claudi ex claudis.*

En résumé, bien que l'hérédité ait été constatée bien des fois pour la syndactylie, nous croyons qu'elle ne joue pas un rôle prépondérant. En effet, dans les observations que nous avons pu recueillir et qui sont de vrais types de la difformité congénitale qui nous occupe, nous ne constatons l'hérédité qu'une seule fois.

Les causes qui donnent naissance à la syndactylie acquise sont les plaies de toutes sortes qui siègent à la main : brûlures, ulcères, gelures, etc.

———

CHAPITRE III

Symptômes.

Les commémoratifs apprennent au praticien la cause et la date d'apparition de la syndactylie. Le malade se plaint de la laideur de sa malformation et de la gêne sinon de la quasi impotence fonctionnelle des doigts de la main.

Dans la syndactylie membraneuse ou premier degré, les doigts sont unis par une membrane, un repli cutané, une palmature tout à fait analogue à la membrane interdigitale qu'on observe chez les animaux aquatiques. Ce repli est plus ou moins étendu. Tantôt il se porte de la racine des doigts à leur extrémité; tantôt il n'occupe que la moitié de la longueur des doigts, toujours du côté de la racine. La largeur de ce pli est variable. Il a la forme d'un triangle dont le sommet correspond à la commissure interdigitale, et la base légèrement concave à l'extrémité libre. Ce pli interdigital est donc plus large à la partie inférieure qu'à la partie supérieure. Il est transparent et permet souvent des mouvements indépendants des doigts, dans une étendue assez considérable.

En prenant la membrane interdigitale entre le pouce et l'index on peut apprécier sa minceur et son dédoublement sur les côtés. Ces deux feuillets cutanés glissent assez facilement l'un sur l'autre.

Les doigts sont généralement normaux dans leur structure et dans leurs dimensions.

Au second degré de syndactylie, il n'y a pas de membrane interdigitale, mais seulement une enveloppe cutanée plus ou moins étroite, sous laquelle sont rangés côte à côte les deux squelettes des doigts. Un simple sillon nous indique la délimitation des deux doigts réunis. Ce sillon n'est même pas constant. En général les ongles sont distincts.

Les doigts ne possèdent pas de mouvements indépendants; toutefois, il est possible, en saisissant isolément chacun des deux doigts, de leur imprimer des mouvements l'un sur l'autre et ainsi de distinguer cette forme de la suivante dans laquelle les deux squelettes sont confondus.

Dans cette variété, les doigts sont en général atrophiés.

Dans la syndactylie osseuse, les squelettes des deux doigts sont fusionnés; si la fusion porte sur toute leur étendue, on n'a plus qu'un doigt unique. Dans d'autres cas, les deux squelettes ne sont pas réunis dans toute leur étendue, mais seulement par leur extrémité terminale; en pareil cas, les ongles sont fusionnés. Dans cette variété la cavité des articulations communique souvent.

MARCHE. — La marche est différente, selon que la syndactylie est accidentelle ou congénitale. Dans la première, l'adhérence devient de plus en plus intime, car le tissu cicatriciel se rétracte toujours.

DURÉE. — Cette malformation, à quelque variété qu'elle appartienne, une fois constituée, est permanente. L'intervention chirurgicale est seule apte à la faire disparaître.

DIAGNOSTIC. — Le diagnostic n'offre de difficultés que dans un seul cas : c'est dans la syndactylie poussée à l'extrême limite. A ce degré, la syndactylie et l'électrodactylie se confondent.

PRONOSTIC. — Dans la syndactylie membraneuse le pronostic est le plus favorable; mais, dans la syndactylie du second degré, on a souvent observé des récidives. Quant à la syndactylie osseuse, il est préférable de ne pas intervenir.

Les malades atteints de cette malformation éprouvent une gêne excessive, surtout ceux qui se livrent aux travaux manuels; aussi réclament-ils une opération.

CHAPITRE IV

Indications et contre-indications de l'opération. A quel moment faut-il opérer?

Avant d'entrer dans la description du manuel opératoire, nous nous occuperons des indications et contre-indications de l'opération; nous nous demanderons ensuite s'il y a une époque plus favorable qu'une autre pour la pratiquer.

1° INDICATIONS ET CONTRE-INDICATIONS

En général, on peut dire qu'il faut tenter la cure radicale des adhérences latérales des doigts, qu'elles soient congénitales ou accidentelles.

Pour ce qui regarde la *difformité congénitale*, nous n'hésitons pas à regarder comme une contre-indication formelle la fusion de tous les doigts en un seul moignon plus ou moins allongé et revêtu d'un ongle unique, quoiqu'il existe deux observations citées par presque tous les auteurs qui se sont occupés de la question, celle du chirurgien Bernier, de Besançon, et celle de Dessaix. Dans ces deux cas, l'instrument tranchant tailla des doigts artificiels dans le moignon informe, de sorte que les malades après la guérison présentaient des mains assez analogues à des *pattes de chat*.

Nous ne croyons pas qu'un chirurgien se décide à faire une opération dans un cas semblable, car il nous paraît de toute impossibilité d'avoir assez de peau pour couvrir tous les doigts, et d'un autre côté les surfaces cicatricielles très

étendues qui existeraient nécessairement devraient entraîner des déviations vicieuses.

Lorsque la syndactylie n'occupe que trois doigts ou deux
seulement, l'opportunité de l'opération est plus discutable.

« Quelle que soit l'espèce d'adhérence, dit Bérard, on doit,
en général, en opérer la section, car non seulement elle
constitue une difformité, mais encore elle s'oppose presque
complètement à l'exercice des fonctions... Si l'adhérence
était osseuse, il faudrait d'abord diviser les parties molles
avec le bistouri, les os seraient sciés avec une scie fine formée d'un ressort de montre. »

Velpeau et Verneuil rejettent l'opération lorsqu'il y a
fusion osseuse. Il nous paraît, en effet, bien difficile d'obtenir un résultat satisfaisant. Du reste, comme nous l'avons
dit, le chirurgien manquerait probablement de peau et il
courrait grand risque de voir les doigts se réunir. Le tissu
cicatriciel, très large, déterminerait quand même une nouvelle difformité. N'aurait-on pas également à craindre des
accidents résultant des plaies osseuses produites par l'action
de la scie ?

Un autre cas nous semble contre-indiquer l'opération, c'est
celui qui est constitué par une palmature très courte située
entre les deux premières phalanges. Les mouvements des
doigts ne sont pas considérablement gênés ; se faire opérer
serait, comme le dit Verneuil, une question de coquetterie, et
les plaies des doigts ne sont pas assez innocentes pour que
l'on accède quand même au désir d'une intervention active.

La question de siège de la syndactylie doit être encore
agitée lorsqu'il s'agit d'opération. Le médius et l'annulaire
sont le plus souvent pris ; d'un autre côté, l'affection siège
assez rarement entre l'index et le pouce. En présence de circonstances semblables, si nous avions à nous prononcer,
nous n'hésiterions pas à conseiller une opération qui sépa-
rerait le pouce de l'indicateur en raison de l'utilité du premier de ces doigts. Nous serions plus réservé dans le premier
cas, et nous ne nous déciderions que sur les instances du

malade ou de sa famille, car un médius et un annulaire réunis sont presque aussi utiles pour les mouvements de la main que s'ils étaient séparés.

Il pourrait cependant se présenter des circonstances où nous modifierions notre manière de voir : par exemple, certaines considérations de position sociale et surtout l'état de ces petits malheureux pour lesquels la nature se montre doublement parcimonieuse lorsqu'elle les frappe de deux infirmités comme la surdi-mutité et la syndactylie.

L'adhérence congénitale, siégeant sur tous les doigts en même temps, contre-indique-t-elle l'opération? Verneuil n'est pas partisan d'une opération complète. Il se contenterait, en pareil cas, de séparer le pouce de l'index, afin de donner au premier sa liberté, les autres agissant de concert; du reste, il donne une raison fort judicieuse et s'exprime en ces termes :

« La séparation de tous les doigts doit amener parfois la décortication cutanée presque complète de ceux du milieu, une surface suppurante très étendue, et par là des dangers trop grands pour l'utilité du résultat. »

Il y a aussi des contre-indications à l'opération de la *syndactylie accidentelle*.

La plupart des considérations qui précèdent peuvent s'appliquer à la difformité produite par cicatrice vicieuse.

Une circonstance peut obliger le chirurgien à opérer pour des lésions qu'il respecterait si elles étaient congénitales; c'est qu'il existe, dans certains cas, des douleurs extrêmement vives qui décident les malades à réclamer impérieusement l'opération. La syndactylie accidentelle, pour une adhérence de même étendue, présente un danger relativement plus sérieux, parce que la cicatrice, qui peut être douloureuse, est exposée à des excoriations, à des déchirures, à des accidents enfin, qui atteignent plus rarement les adhérences congénitales.

Mais si les tendons sont détruits, si une grande partie de la peau a été enlevée, si les gaines fibreuses font partie de la cicatrice, si enfin tous les doigts sont réunis en une masse plus ou moins informe, il n'y a aucune opération à tenter.

2° A QUEL MOMENT FAUT-IL OPÉRER ?

a) *Syndactylie congénitale.* — « Ce point, dit Verneuil, est également contesté et diversement résolu. Deux opinions sont en présence : les uns veulent opérer de bonne heure :

» 1° Parce que les plaies guérissent plus vite et entraînent beaucoup moins d'accidents chez les jeunes enfants que chez les adolescents et les adultes, et parce que, en même temps, elles sont moins étendues ;

» 2° Parce qu'ils craignent que les brides n'entravent le développement des doigts. Suivant M. Chassaignac, il y a un détriment réel pour l'éducation et le développement de l'enfant à le laisser privé de ses mains jusqu'à l'âge du développement complet. M. Maisonneuve partage cette opinion. »

Ces raisons sont excellentes, mais leur valeur est beaucoup diminuée par une assertion de Chélius, empruntée à Seerig. Suivant l'illustre chirurgien de Heidelberg, on ne doit faire l'opération qu'à un âge avancé, pour les raisons suivantes : Quand même on obtient un plein succès dans les premières années qui suivent la naissance, « on voit quelques années plus tard la membrane se prolonger dès l'angle de la division, jusqu'à la moitié des doigts, même jusqu'à l'articulation de la troisième phalange. Ce résultat était le même dans tous les cas qu'il avait observés, n'importe quel procédé opératoire eût été employé. L'opération faite à l'âge de croissance avancée ou complète n'a jamais été suivie de récidive quand elle avait été suivie primitivement d'un succès complet. »

Cette opinion a été contredite par M. Philippe Boyer.

Les procédés que nous possédons maintenant et surtout ceux qui permettent de refaire une commissure nouvelle paraissent cependant si favorables que, dans le doute qui surgit de ces contradictions, on pourrait, conclut Verneuil, tenter l'opération, sinon dans les premiers temps qui suivent la naissance au moins vers l'âge de trois ou quatre ans. L'enseignement que dans tous les cas on peut tirer de cette discussion, c'est qu'il faut suivre bien longtemps les opérés avant de les déclarer radicalement guéris.

b) *Syndactylie acquise.* — Delpech admet qu'il faut attendre, pour opérer, que la cicatrice ait produit toute sa rétraction et qu'elle soit parfaite; mais il faudrait attendre trop longtemps. Au reste, il est indiqué de ne pas attendre que le tissu de cicatrice ait acquis une densité extrême et une organisation fibreuse complète, car il se prêterait moins à la réunion immédiate. Il faut opérer assez tôt, dans le jeune âge (Fort), autrement il survient une atrophie et une ankylose consécutives.

Verneuil est partisan d'agir un an ou deux après l'accident, et de tenter les mouvements artificiels sans entraîner l'inflammation.

CHAPITRE V

Traitement.

Nous allons passer en revue les diverses opérations qu'on a opposées aux difformités qui nous occupent.

Les procédés opératoires doivent toujours remplir deux indications:

1° Séparer les doigts unis ;

2° Obtenir la cicatrisation **isolée** des faces préalablement adhérentes.

Autant la première est facile à exécuter, autant la seconde est malaisée à obtenir. C'est en vue d'elle qu'ont été imaginés les très nombreux procédés modernes.

Traitement étiologique.

Le traitement préventif s'applique à la syndactylie accidentelle et aux tentatives opératoires faites sur un cas congénital.

Il faudra placer la main sur une attelle digitée. On attache chaque doigt aux digitations de l'attelle avec des bandes de toile ou de diachylon. Ces attelles sont au préalable garnies convenablement de ouate pour éviter toute pression douloureuse.

Un appareil plâtré pourra remplacer la planchette, mais il faudra avoir soin de laisser libre la plaie pour en effectuer le pansement.

Traitement anatomique.

Voyons maintenant les principaux procédés qui ont été proposés jusqu'à présent pour remédier à la syndactylie, en suivant autant que possible l'ordre chronologique.

Il y a deux grandes catégories de procédés :

1° Les uns ont pour but d'établir une commissure ;

2° Les autres d'obtenir la cicatrisation préalable des plaies latérales des doigts.

A) PROCÉDÉS POUR ÉTABLIR UNE COMMISSURE

a) *Procédé de l'incision simple.* — C'est celui qui s'est imposé tout naturellement aux chirurgiens. L'incision simple a été connue et pratiquée par les Anciens ; en effet, si l'on consulte Celse, Fabrice d'Aquapendente, Guy de Chauliac, Ambroise Paré, Jacques de Marque, Heister, etc., on voit que tous ces chirurgiens conseillaient de détruire les adhérences latérales des doigts au moyen de l'instrument tranchant, soit le bistouri, soit le rasoir comme le voulait Ambroise Paré, et plus tard au moyen du cautère comme le proposait Séverin. Mais les adhérences ne tardent pas à se réunir de nouveau par la cicatrisation des plaies latérales.

b) *Procédé de Rudtorffer.* — Pour établir une commissure, Rudtorffer prenait une aiguille lancéolée et perçait la membrane de réunion au niveau de la base des doigts. Dans l'ouverture ainsi pratiquée, il passait un fil de plomb qu'il laissait à demeure jusqu'à ce que la commissure fût cicatrisée. Pour maintenir ce fil en place, il en tordait les extrémités sur les faces dorsale et palmaire de la main. Quand les bords de cette ouverture étaient cicatrisés, il coupait la membrane et les plaies latérales devaient se fermer isolément.

Beck remplaça le fil de plomb par une lame de même

métal. On peut se servir encore, dans le même but, d'un tube en caoutchouc,

Ce procédé n'a pas donné tous les résultats qu'on était en droit d'en attendre. En effet, la cicatrisation de la commissure autour d'un corps étranger est longue et difficile ; elle peut même ne pas se faire du tout, Alors le but de l'opération est manqué parce qu'on se retrouve absolument dans les conditions de l'incision simple.

c) *Procédé de Dupuytren.* — Quant au procédé de Dupuytren, on peut le considérer comme un perfectionnement des procédés de Rudtorffer et de Beck, car le principe même de ce procédé consiste encore à maintenir un corps étranger au niveau de la commissure. Mais ici la division de la palmature est faite dès le début. En effet, cette palmature étant sectionnée, Dupuytren exerçait une compression sur la commissure à l'aide d'une bandelette de diachylon fixée au poignet par quelques tours de bande.

Ce procédé de Dupuytren est à son tour modifié par Morel-Lavallée, qui remplace le diachylon par une lanière, ou même par un petit tube en caoutchouc; puis par M. Delore, qui emploie comme compresseur un fil de plomb placé à cheval sur la commissure et fixé au poignet par deux cordons de caoutchouc. Ces procédés ont évidemment l'avantage d'utiliser la traction constante produite par le caoutchouc pour le maintien de la commissure; ils sont donc supérieurs à celui de Dupuytren, mais comme lui d'ailleurs ils méritent le même reproche que la méthode de Rudtorffer et de Beck.

d) *Procédé d'Amussat.* — Pour éviter la tendance incessante qu'a le tissu cicatriciel de la commissure à gagner les faces latérales des doigts, tant que ces faces latérales ne sont pas cicatrisées, Amussat employait l'incision réitérée de la commissure. Il opéra avec succès par cette méthode un jeune homme atteint de syndactylie et déjà opéré inutilement par l'incision simple. Le procédé d'Amussat consiste à sectionner préalablement la palmature, puis à couper toutes les vingt-quatre heures l'angle de réunion interdigital, et cela pendant une quinzaine de jours, c'est à-dire pendant un temps suffisant pour que la cicatrisation des faces latérales des doigts puisse se faire complètement. Comme la rétraction des bourgeons charnus de l'angle amène presque toujours un léger degré de récidive, Amussat conseillait de prolonger l'incision de séparation un peu plus loin qu'il n'est nécessaire, afin d'obtenir une conformation plus parfaite. On comprend ce qu'a d'ennuyeux et de souffrant cette incision quotidienne pour le malade.

e) *Procédé de Velpeau.* — Le procédé de Velpeau constitue, avec celui de Follin, le groupe des méthodes dites « de la suture » dans la classification de Fort. Son procédé consiste à placer trois fils sur la partie la plus reculée de la cloison interdigitale, en transperçant celle-ci avec une aiguille en trois points différents, puis à diviser la cloison anormale jusqu'à 4 ou 5 millimètres des points traversés par les fils. En faisant avec ceux-ci trois sutures séparées, on obtient un contact à peu près immédiat des lèvres de la plaie dans toute l'étendue de la commissure. La réunion obtenue en ce point, la cicatrisation de chacun des doigts est ensuite facile. Sans aucun doute, le procédé de Velpeau est excellent lorsque les tissus de la commissure sont assez lâches pour permettre un affrontement à peu près exact; mais comme le fait remarquer M. Polaillon, cette laxité se rencontre rarement. C'est pour une raison analogue que le procédé de Velpeau est surtout applicable aux adhérences entre le pouce et l'index, car la peau du premier espace inter-osseux est en général assez mobile pour prêter à la suture.

Nous devons aussi faire remarquer qu'on a modifié le procédé de Velpeau. On peut commencer par l'incision de la membrane unissante, puis procéder à la suture de la peau qui doit former la commissure. Si les téguments sont insuffisants pour recouvrir l'espace interdigital, on peut aussi les décoller dans une petite étendue, en avant et en arrière. On facilitera ainsi l'affrontement des bords de la plaie.

f) *Procédé de Decès.* — Decès fait écarter le plus possible les doigts réunis, puis il saisit la membrane unissante des deux côtés avec une pince à dissection placée parallèlement aux doigts adhérents; il coupe alors la membrane jusqu'au niveau de la commissure en rasant les bords de la pince. Cette double incision permet à chacun des doigts de s'écarter et laisse entre eux une languette cutanée adhérente à l'angle interdigital; pendant que la plaie des doigts se cicatrise par bourgeonnement, la languette intermédiaire se rétracte, et constitue la nouvelle commissure.

g) *Procédé de Zeller et de Morel-Lavallée.* — Le procédé de Zeller, comme celui de Decès, est encore un procédé avec autoplastie, car il consiste à tailler un lambeau triangulaire dorsal à la racine de la palmature. Il s'applique spécialement aux cas dans lesquels les doigts sont si intimement accolés qu'il ne reste plus assez de peau pour permettre au chirurgien d'employer le procédé de Decès ou de Velpeau. Dans ce cas, Zeller circonscrit sur la face dorsale des doigts un lambeau en forme de V, dont la pointe descend jusqu'au niveau des deuxièmes phalanges, et dont la base est située au niveau des articulations métacarpo-phalangiennes; après avoir disséqué ce lambeau de la pointe vers la base, on le maintient relevé, et on sectionne la membrane unissante jusqu'à l'extrémité inférieure des doigts, on écarte alors les doigts et on renverse le lambeau dorsal sur la face palmaire; enfin, on le maintient dans cette position, soit au moyen d'une bandelette de diachylon, soit par quelques points de suture.

Dans son rapport à la Société de Biologie, en 1849, Morel-Lavallée a modifié de la façon suivante le procédé de Zeller. On taille encore un lambeau triangulaire sur la face dorsale de la membrane unissante comme dans le procédé de Zeller; mais on taille de plus, sur la face palmaire, un second lambeau analogue au premier. On résèque les extrémités pointues de ces deux lambeaux, et finalement on les réunit par un point de suture dans l'espace interdigital.

B) Procédés pour obtenir la cicatrisation préalable et rapide des plaies latérales des doigts.

a) *Procédé de Fabrice de Hilden.* — Le procédé de Fabrice de Hilden, auquel on peut rattacher celui de A. Séverin, consiste à appliquer sur l'éperon de la palmature une anse de fil rendu caustique avec la lessive de chaux. Après avoir tendu les deux bouts du fil, on les fixe sur un anneau de bois embrassant le poignet. Sans vouloir discuter la valeur de ce procédé, disons seulement qu'il est long, fort douloureux et infidèle. De plus, il n'a chance de réussir que si l'on a affaire à une adhérence lâche et lamelliforme.

b) *Procédé de Krimer.* — Krimer imagina d'embrasser dans une ligature toute la membrane interdigitale depuis la commissure jusqu'à son bord libre ; il ne reste plus alors qu'à serrer le fil avec précaution. Mais si par ce procédé on arrive ainsi à couper la palmature, les bourgeons cicatriciels comblent la section au fur et à mesure qu'elle se produit, et la récidive est pour ainsi dire fatale.

c) *Procédé de Chélius.* — Il consiste à passer au niveau de la commissure un fil aux deux extrémités duquel on attache deux balles de plomb ; par leur poids, ces balles sont censées exercer sur l'angle supérieur de la plaie une compression suffisante pour diviser l'adhérence. C'est là un moyen illusoire et presque puéril.

d) *Procédé de Maisonneuve.* — On peut, jusqu'à un certain point, rapprocher le procédé de Maisonneuve de ceux de Dupuytren et de Delore, car le principe même de la méthode est ici encore la « compression »; mais cette compression se fait d'une manière particulière. Elle nécessite un instrument particulier composé de deux tiges d'argent de forme prismatique et triangulaire pouvant se rapprocher l'une de l'autre, et destinées à exercer la compression sur les deux faces de la palmature ; une des tiges est appliquée sur la face pal-

maire, l'autre sur la face dorsale, et cela de telle façon que
les deux tiges se correspondent par leur bord tranchant : on
les fixe l'une à l'autre en traversant la palmature avec des
vis, puis on serre ces vis de façon à comprimer cette palme
interdigitale. Cette compression est amenée plus ou moins
rapidement, suivant la volonté du chirurgien, et à un degré
tel que la circulation est arrêtée dans les tissus interposés
entre les deux tiges. L'instrument agit alors à la façon de
l'entérotome de Dupuytren.

Giraldès a remplacé l'instrument de Maisonneuve par une
pince spéciale dont les mors pouvaient être plus ou moins
rapprochés par une vis. Il serrait les branches de sa pince
jusqu'à ce que les tissus soient complètement coupés; dans
ce cas l'opération durait environ vingt minutes.

Ces deux procédés ne sont applicables que dans les syndac-
tylies à palmature lâche et lamelliforme.

e) *Procédé de Vidal de Cassis.* — Il consiste, après avoir
fait l'incision de la membrane interdigitale, à affronter les
plaies latérales des doigts et à les suturer.

Ce procédé a donné de bons résultats à Huguier, à Morel-
Lavallée, à Ph. Boyer, à Follin, etc.

Fano passe quatre fils à travers la membrane unissante :
deux traversent la partie antérieure de la membrane en
rasant les deux doigts, et sont situés sur la même ligne
transversale; les deux autres sont placés de la même façon
à l'extrémité des doigts, près de la commissure. Il divise
l'adhérence de bas en haut et fait quatre points de suture.

Cette méthode n'est applicable que dans la syndactylie du
premier degré.

f) *Procédé de Dieffenbach.* — On peut le considérer comme
un perfectionnement du procédé précédent et on peut le
ranger dans la classe des méthodes dites autoplastiques; il a
surtout pour but de remédier à l'insuffisance des téguments
qui rend impossible l'affrontement des lèvres de la plaie latérale des doigts après l'incision. A cet effet, Dieffenbach propose de décoller les lèvres de la plaie dans une étendue

suffisante pour qu'on puisse les rapprocher. Parfois, il sera même nécessaire de pratiquer des incisions libératrices, ce qui reviendra à faire une véritable autoplastie par glissement.

g) *Procédé de Didot.* — Nous arrivons au procédé de Didot qui est d'une façon générale l'opération classique de la syndactylie ; c'est elle qu'ont employée Nélaton, Deguise, Guersant, Foucher, Le Dentu, etc. Voici en quoi consiste ce procédé :

Didot pratique sur le milieu de la face dorsale d'un des deux doigts réunis une incision longitudinale, mesurant toute la longueur de la membrane interdigitale. Deux incisions perpendiculaires, allant jusqu'au milieu de l'autre doigt, sont menées à ses extrémités sur la même face. De la même façon, il trace à la face palmaire un lambeau restant adhérent au deuxième doigt, et dont la base correspond au milieu de la face palmaire du premier. Ces lambeaux sont ensuite disséqués, et enfin suturés : le lambeau dorsal au deuxième doigt et le lambeau palmaire au premier.

Le procédé de Didot remplit admirablement le but thérapeutique, puisque les doigts sont recouverts d'emblée par une surface épidermique ; néanmoins ce procédé n'est pas exempt de reproche.

Enfin il nous reste, pour être complet, à citer quelques procédés qui sont postérieurs à celui de Didot.

M. Cloquet proposait de traiter la syndactylie avec des clous en plomb dont on augmente graduellement le volume.

Busi a proposé d'inciser la membrane unissante transversalement sur son bord libre. Avec une spatule, il décolle les deux couches de peau jusqu'au niveau de l'articulation métacarpo-phalangienne. Enfin il divise la peau par une incision palmaire et une dorsale et en forme deux lambeaux qu'il récline comme le faisait Didot. C'est absolument la même opération, seulement il commence par le milieu au lieu de commencer par disséquer les lambeaux.

M. Fort, dans sa thèse d'agrégation, propose un procédé

nouveau dans lequel l'opération est divisée en trois parties : dans la première il fait l'incision de la membrane unissante; la deuxième partie consiste à tailler les lambeaux, *mais cette seconde partie n'est faite qu'un certain temps après*. La troisième partie comprend la réunion des lambeaux.

Par ce procédé opératoire qui lui semble facile à exécuter il se préoccupe de laisser les doigts se cicatriser de manière à n'avoir plus tard que la commissure à restaurer.

Méthode d'Albert. — Si la syndactylie s'étend à plus de deux doigts, l'on extirpe le squelette osseux de l'un d'eux, de manière à avoir assez de tégument pour couvrir les autres.

Kœnig conseille, sans l'avoir jamais exécuté, de fendre les doigts et de transplanter de l'épiderme sur la surface cruentée, d'après la méthode Reverdin-Thiersch.

Terminons enfin cette longue énumération de procédés opératoires par deux tableaux synthétiques qui nous ont été transmis par MM. Polaillon et A. Fort.

I. Classification des procédés opératoires, d'après Polaillon.

A) Méthode de l'incision.

1º Procédé de l'incision simple (Boyer).

2º — de Dupuytren. — Incision et compression de la commissure.

3º — d'Amussat. — Incision réitérée de la commissure.

4º — de Velpeau. — Incision combinée avec la formation d'une commissure au moyen de la suture.

5º — de Decès. — Formation d'une commissure avec la partie moyenne de la membrane unissante.

6º — de Zeller ou du lambeau dorsal.

B) Procédés pour obtenir la cicatrisation préalable et rapide des plaies latérales des doigts.

1º Procédé de Fabrice de Hilden. — Fil caustique.

2º — de Krimer. — Ligature embrassant toute la membrane interdigitale.

3°   —   de CHÉLIUS. — Fil avec deux balles de plomb.

4°   —   de MAISONNEUVE. — Compression sur les deux faces de la palmature.

5°   —   de VIDAL DE CASSIS. — Incision et suture des plaies latérales des doigts et de la commissure.

6°   —   de DIEFFENBACH. — Décollement de la peau pour faciliter les sutures.

7°   —   de DIDOT. — Formation de deux lambeaux latéraux.

II. Tableau général des méthodes et procédés opératoires appliqués aux adhérences latérales des doigts, d'après A. Fort (Thèse d'agrégation).

1° Méthode des Anciens. — Incision simple.

2° Méthode de la compression..........
- DUPUYTREN. — Compression sur la commissure.
- MAISONNEUVE. — Compression sur les deux faces de la palmature.
- DELORE. — Fil de plomb à la commissure, tiré en haut par une bande de caoutchouc.

3° Méthode de la cautérisation, M. A. SÉVERIN. — Fils caustiques.

4° Méthode de la ligature
- RUDTORFFER. — Fil de plomb laissé en place à la commissure et incision consécutive.
- BECK. — Fil remplacé par une feuille de plomb.
- CHÉLIUS. — Fil de plomb à la commissure, tiré en bas par deux poids afin d'user la palmature.

5° Méthode de l'incision des cicatrices. — DELPECH.

6° Méthode de la suture.
- VELPEAU. — Suture au niveau de la commissure et incision.
- FOLLIN. — Suture au niveau des faces latérales des doigts et incision.

7º Méthode de l'autoplastie..............

ZELLER. — Lambeau triangulaire dorsal à la racine de la palmature.

MOREL-LAVALLÉE. — Deux lambeaux triangulaires palmaire et dorsal réunis au niveau de la commissure.

DIEFFENBACH. — Incision de la palmature, décollement des quatre lambeaux par la méthode française et suture latérale.

DECÈS. — Formation d'une nouvelle commissure par la partie moyenne de la palmature.

DIDOT. — Formation de deux lambeaux et accolement de leurs surfaces épidermiques.

CHAPITRE VI

Complications. Choix du procédé.

Les opérations sur les doigts ne laissent pas que d'être dangereuses si un traitement convenable n'est pas mis en usage. Il faut s'attendre, quelque minime que soit l'opération, à voir survenir des hémorragies, la gangrène, l'inflammation, les fusées purulentes, à ouvrir des articulations, sectionner des tendons, blesser des gaines et à ne pas obtenir la réunion immédiate.

L'hémorragie est un accident difficile à éviter, car la position des artères collatérales des doigts peut varier, et d'un autre côté nous avons vu dans l'observation de Lemaistre que l'arcade superficielle descendait plus bas que de coutume et qu'on aurait nécessairement divisé cette artère en deux points si l'on avait séparé les doigts avec le bistouri.

Lisfranc redoutait cet accident de peur de la gangrène; Boyer et Decès s'en préoccupent fort peu. Quant à Verneuil, sans redouter l'ouverture des artères collatérales, il fait néanmoins tous ses efforts pour l'éviter.

La gangrène se montre assez fréquemment et elle affecte presque toujours les lambeaux taillés par les procédés autoplastiques. Nous avons dit qu'elle peut se montrer à la suite de la blessure des artères collatérales. Elle se manifeste aussi dans les lambeaux trop étroits qui ne reçoivent pas assez de sang. C'est pour cela probablement que le sommet du lambeau se gangrène assez souvent dans le procédé de

Zeller, ainsi que l'ont vu MM. Verneuil et Delore. Il est probable qu'elle doit se montrer assez fréquemment quand on taille un mince lambeau d'après le procédé de Decès.

Pétrequin attribue cette mortification de lambeaux autoplastiques à un autre motif. Selon lui, elle serait due à ce qu'ils sont transplantés sur un terrain inodulaire, peu vivant lui-même, et qui ne peut les aider à vivre.

C'est pour éviter la plupart de ces accidents que l'on recommande, en général, de ne point blesser les artères collatérales, de ne point comprimer fortement les doigts séparés et les lambeaux et de ne pas opérer à la fois tous les doigts réunis.

L'ouverture des articulations est chose à peu près impossible lorsqu'il existe une palmature. Mais dans le cas où les doigts sont accolés, il faut apporter une grande attention dans leur séparation pour éviter la blessure des synoviales. C'est là une des raisons, avec bien d'autres dont nous avons déjà parlé, qui devraient arrêter le chirurgien lorsqu'il est question de la séparation de deux doigts presque confondus. Verneuil se demande avec Morel-Lavallée, si dans le cas de fusion entre deux phalanges il y a réellement communication entre les articulations. Quoique la chose paraisse possible, nous ne connaissons pas de fait publié sur ce sujet.

La section des tendons, la blessure des gaines pourraient aussi se remarquer et engendrer des déviations.

La désunion des bords de la plaie peut tenir à plusieurs causes. Elle est due quelquefois à la brièveté du lambeau et à la traction trop grande qu'il exerce sur la plaie. Dans d'autres cas, elle peut être amenée par la déchirure des bords de la plaie sous l'influence du fil de la ligature. Enfin, une inflammation plus ou moins vive de la région opérée peut déterminer l'écartement des lèvres.

Les récidives sont fréquentes et aggravent le mal.

Choix du procédé.

Les procédés appliqués au traitement de la syndactylie sont très nombreux. Verneuil en a fait l'historique et la critique, dans la *Revue de thérapeutique médico-chirurgicale*.

L'attention fixée sur la fréquence des récidives commandera tout d'abord de mettre en usage un procédé qui ait chance de les prévenir. Mieux vaut s'abstenir que de tenter une opération dont le succès sera éphémère et dont le résultat sera dès lors frappé d'avance de stérilité.

M. Fort juge sévèrement l'*incision simple :* « La plupart des chirurgiens, dit-il, sont convaincus de l'inutilité de cette opération. Elle n'est pas seulement inefficace, mais nuisible, non seulement parce qu'elle expose aux accidents des plaies, mais encore parce qu'elle amène la production d'un tissu cicatriciel qui pourra être plus tard un obstacle ou tout au moins un inconvénient pour le succès d'un des procédés opératoires qui réunissent le plus de chances. »

Le procédé de Rudtorffer est certainement ingénieux, mais ce qu'il importe de bien faire remarquer, c'est que les ouvertures se comblent un certain temps après qu'on a retiré le corps étranger.

La *compression* de Dupuytren et celle de Delore ne nous paraissent pas réunir les conditions nécessaires pour arriver à la formation d'une nouvelle commissure, car sur les bords de l'agent qui comprime il existe sans cesse un certain degré d'inflammation et probablement d'ulcération, en sorte que la commissure est toujours bourgeonnante et qu'elle ne se recouvre pas d'épithélium.

Le procédé d'Amussat est très douloureux et n'empêche pas la récidive.

Les procédés de Velpeau et de Follin sont supérieurs aux précédents, ils ont donné de nombreux succès. Mais ils nous paraissent difficiles à mener à bonne fin, car si l'affrontement n'est pas complet, la lésion réapparaît.

Le procédé de Decès est bon en théorie, dit Fort, mais mauvais en pratique, car la languette interdigitale tombe en gangrène.

Le procédé de Zeller a été diversement jugé. Malle est loin de l'approuver; A. Bérard le considère au contraire comme étant, quand il est applicable, le meilleur de tous. Velpeau lui préfère son procédé; Morel-Lavallée ne l'apprécie pas, mais le modifie. Chélius prétend que ce procédé est rarement exécutable, car le plus souvent la peau est dure, calleuse, malade, et le lambeau tombe fréquemment en gangrène.

Le procédé de Fabrice de Hilden est long, douloureux, infidèle, se complique de phlegmons et ne peut s'employer que sur des membranes lamelliformes.

Krimer et Chélius n'ont enregistré que de mauvais résultats.

Le procédé de Maisonneuve n'est applicable qu'au premier degré de la syndactylie, comme le procédé de Vidal de Cassis. Bien que Maisonneuve ait obtenu des succès, nous savons qu'il donnait la préférence aux procédés autoplastiques.

Le procédé de Giraldès ressemble à celui de Maisonneuve; on peut lui faire les mêmes objections.

Le procédé de Dieffenbach peut être considéré comme un perfectionnement du procédé de Vidal de Cassis. Il compte des succès.

Le procédé d'Albert est excellent dans certains cas seulement.

Dans la thèse qu'il publia il y a une dizaine d'années sur la syndactylie, M. Lacayre préconisa la méthode de la *ligature élastique*; cette méthode est à peu près semblable à celle qu'imagina Krimer, on peut lui adresser les mêmes reproches. M. Lacayre nous dit qu'il faut quinze jours en moyenne pour obtenir par ce procédé une guérison à peu près complète. Ce procédé nous paraît très long.

Le même auteur prétend que la douleur est très légère et n'existe, pour ainsi dire, qu'à l'état de gêne. A notre avis la douleur nous paraît être beaucoup plus forte, et M. Delore nous fait observer qu'il n'emploie ce procédé que chez des sujets adultes et courageux, pouvant supporter la douleur assez vive qui se produit.

Ce procédé n'empêche pas la récidive ; après la section de la membrane, les bourgeons charnus s'accolent derrière le fil et reproduisent la malformation.

Enfin M. Lacayre conseille d'employer la méthode de la ligature élastique le plus souvent possible et surtout quand il n'y a pas assez de peau pour employer le procédé de Didot. A cela nous répondrons qu'il vaudrait encore mieux, dans le cas où il n'y aurait pas assez de peau, employer la greffe de Tiersch (Voir Obs. XVII).

Tous les procédés opératoires ont donné à leurs auteurs des succès et des revers, mais aucun ne peut égaler celui de Didot (de Liège). « Ce procédé, dit Fort, remplit, lorsqu'il est applicable, l'indication physiologique que nous avons déjà formulée, c'est-à-dire qu'il ne s'établit jamais d'adhérences entre une surface recouverte de son épithélium et une saignante, encore bien moins entre deux surfaces recouvertes d'épiderme ». Voici ce qui distingue le procédé de Didot. Nous sommes persuadé que cette idée ingénieuse restera toujours l'idée mère de tous les procédés autoplastiques que l'on pourra inventer à l'avenir. Du reste, dans les cas complexes, dans les cas de cicatrice irrégulière où le procédé de Didot est inapplicable, le principe est toujours le même et le chirurgien se préoccupe toujours de la possibilité d'adosser les lambeaux dos à dos pour éviter des cicatrisations défectueuses.

Avec le procédé de Didot, il n'est pas besoin de songer à la commissure qui se cicatrise toujours, et l'on est, dans presque tous les cas, à l'abri d'une récidive. Le seul soin qu'on doive apporter à cette commissure, c'est d'y appliquer un point de suture après l'opération.

M. Sédillot fait mention d'une modification du procédé autoplastique précédent : si les doigts sont très rapprochés et que l'on craigne de manquer de peau pour recouvrir les surfaces saignantes des deux côtés, on peut ne faire qu'un lambeau un peu large que l'on appliquera sur un seul doigt pendant que la plaie de l'autre se réunira par seconde intention.

Par ce qui précède, nous voulions d'une part démontrer la supériorité des procédés autoplastiques, et d'autre part la préférence que nous accordons à celui de Didot, avec cette restriction toutefois qu'aucun procédé n'est applicable à tous les cas et que le génie du chirurgien doit savoir en inventer un nouveau ou combiner ceux qui sont déjà connus, de manière à ne point reculer devant les cas qui peuvent se présenter.

CHAPITRE VII

OBSERVATIONS

Observation I (Amussat).

Vers l'année 1845, un jeune homme de vingt-trois ans vint consulter Amussat; il portait à chaque main une réunion congénitale de l'index et du médius. Une membrane unissante occupait presque tout l'espace interdigital; les dernières phalanges étaient même un peu fléchies. Déjà l'incision avait été pratiquée, mais la récidive avait eu lieu, M. Amussat eut recours à son procédé et, pendant une quinzaine de jours, il divisa, toutes les vingt-quatre heures, l'angle de réunion, ce qui permit aux cicatrices de seconde intention des faces latérales des doigts de s'achever complètement; après quoi, on laissa la commissure se cicatriser à son tour. Ce jeune homme avait été réformé à cause de son infirmité; désirant entrer dans la carrière militaire, il se fit opérer et resta guéri, comme on put s'en convaincre quatre ans plus tard, en 1849. Cependant la palme s'était reproduite à un certain degré; elle remontait environ jusqu'à la partie moyenne de la première phalange; les doigts toutefois avaient recouvré des mouvements très étendus. La rétraction des bourgeons charnus de l'angle, ramène presque toujours un léger degré de récidive. M. Amussat a coutume, quand cela est possible, de prolonger l'incision de séparation un peu plus loin qu'il ne le faut, afin de prévenir la réunion rudimentaire à laquelle on doit s'attendre.

Observation II (Morel-Lavallée, 1849).

M. Morel-Lavallée présente un cas de de syndactylie chez un homme de trente ans. Cette réunion congénitale n'existe qu'entre le médius et l'annulaire de chaque main. Il n'y en a aucune trace, ni entre les autres doigts, ni aux orteils, car, ainsi que le fait remarquer M. Morel, cette anomalie porte souvent sur tous les doigts et sur tous les orteils, en sorte que les quatre extrémités sont palmées. L'histoire de l'Académie des sciences en a conservé un exemple (1727).

Dans le cas soumis à la Société, la réunion régnait dans toute la longueur des deux doigts, à chaque main. Du côté droit, les deux doigts, d'ailleurs régulièrement conformés, avaient leurs articulations libres et indépendantes. Ils n'étaient réunis que par une membrane, formée de la double épaisseur de la peau ; les orteils, eux-mêmes, étaient isolés. Cette main a été opérée avec un succès complet.

A la main gauche, qui n'a pas encore été opérée, la difformité offre un degré de plus. Les deux ongles, qui ont du reste leur forme naturelle, sont réunis dans toute leur longueur. Il y a également fusion entre les articulations (Cas de Dessaix). Il espère opérer par le procédé de Chélius (Deux lambeaux en V).

Observation III (Dezautière, 1850).

Dezautière cite une petite fille d'un mois, dont l'index est uni lâchement au médius, à la main gauche ; Chélius lui conseilla de l'opérer. La division de l'adhérence fut faite à l'aide de ciseaux.

Dezautière choisit les ciseaux, parce que : 1° l'opération est plus facile ; 2° plus rapide ; 3° moins douloureuse ; 4° plus nette ; 5° la cicatrice doit être plus régulière. Il passa un linge enduit de cérat entre les doigts et obtint la guérison après huit jours.

Observation IV (Fano, 1860).

Mina B..., âgée de quatre ans et demi, demeurant rue Saint-Jacques, 273, a été envoyée à la Clinique de M. Fano par le Dr Sweitzer.

Cette petite fille, d'un tempérament lymphatique, d'une bonne santé habituelle d'ailleurs, est venue au monde avec le vice de conformation que nous décrirons dans un instant. La mère de l'enfant nous apprend que dans le cours de la grossesse elle vit chez un boucher un homme qui avait les doigts d'une main réunis, ce qui lui occasionna un sentiment de dégoût plutôt que de frayeur. Le père et la mère de la petite Mina ne sont pas parents. Son frère et sa sœur ne présentent aucun vice de conformation.

On constate que la main droite est plus petite que la gauche, en tous sens, d'un quart environ. La deuxième phalange de l'index et du médius de la main droite sont à l'état rudimentaire, c'est-à-dire tellement courte qu'au premier abord, et faute d'un examen très attentif, on croirait que ces phalanges manquent. L'index et le médius sont réunis par un repli cutané qui s'étend de chaque côté jusqu'à l'articulation de la première avec la seconde phalange. Entre le médius et l'annulaire existe un autre repli cutané qui s'avance jusqu'au milieu de la première phalange. Les phalanges unguéales de l'index, du médius et de l'annulaire sont déjetées, la première et la seconde vers le bord cubital, la troisième vers le bord radial.

Le 13 septembre, Fano procède à l'opération de la façon suivante : l'enfant est tenue sur les genoux, les doigts index et médius de la main droite fortement écartés l'un de l'autre. Une première aiguille légèrement recourbée, entraînant un fil ciré, traverse le pli cutané vers la partie antérieure et près du bord radial du médius. Un second fil est placé de la même façon. Deux autres fils sont ensuite passés sur deux points opposés vers le bord cubital de l'index. Les chefs de ces divers fils sont confiés à un aide. Au moyen d'un bistouri à lame droite, Fano coupe d'avant en arrière et perpendiculairement le pli cutané, dans l'intérieur des fils, jusqu'à la racine des doigts. Les chefs de chacun des fils sont alors noués de façon à affronter les lèvres des plaies correspondant d'une part à l'index, et de l'autre au médius, par deux points de suture simple pour chaque doigt. Écoulement insignifiant.

14 septembre. Fano fait placer la main sur une planchette digitée. Les doigts sont maintenus au moyen de bandelettes de sparadrap. Léger gonflement inflammatoire.

15 septembre. Fano retire les fils ; la cicatrisation parait s'être faite en partie. Suppuration insignifiante.

17 septembre. L'inflammation est toujours médiocre ; l'angle de la commissure est touché au crayon de nitrate d'argent.

Le 18, on enlève l'appareil à pansement ; la partie antérieure de chaque plaie est parfaitement cicatrisée dans l'étendue d'environ 1 centimètre pour le médius et d'un demi-centimètre pour l'index. On remet la main sur une attelle digitée et on maintient les doigts séparés par des bandes de diachylon.

Le 21, l'appareil ne s'est pas dérangé.

Le 24, tout parait en bon état.

Le 26 septembre, l'appareil est définitivement enlevé ; la cicatrisation est complète. L'espace interdigital a été agrandi de 17 millimètres. Les mouvements de flexion des doigts s'exécutent très bien ; ceux de latéralité ont également acquis une certaine étendue.

OBSERVATION V (FORT, 1851).

Dans le service de M. Fouché, à Lariboisière, une jeune fille de douze ans présentait une double réunion des doigts de la main gauche. Le petit doigt et l'annulaire de cette main gauche étaient complètement unis au moyen d'un repli cutané, qui permettait un écartement d'un centimètre à l'extrémité des doigts, mais qui les maintenait appliqués l'un contre l'autre à leur racine. La même disposition existait entre l'annulaire et le médius, les autres doigts étaient libres.

OBSERVATION VI (DELORE).

Le Dr Delore publie, dans la *Gazette Médicale de Lyon*, une observation de syndactylie de tous les doigts, chez un homme de vingt-deux ans, E... L'index, en outre, ne paraissait avoir que deux phalanges. L'index est le seul doigt qui ne jouisse pas du mouvement de flexion, de sorte qu'il est un obstacle pour le pouce et les autres doigts, lorsqu'ils veulent se fléchir. Il pratique une opération sur la palmature siégeant entre le pouce et l'index, et choisit le procédé de Zeller.

Le cinquième jour après l'opération survint une gangrène du lambeau commissural. Le onzième jour, le bourgeon charnu menaçant la commissure interdigitale, il employa, pour s'y opposer, la compression dans l'angle, à l'aide d'un fil de plomb tendu à ses extrémités par une bande de caoutchouc fixée au poignet. L'effet de cette traction élastique, dont il grandissait la force à volonté, nous dit-il, fut satisfaisant ; la commissure fut ainsi prolongée en haut pendant la cicatrisation des plaies latérales. Il laissait cet appareil en place pendant six, douze ou vingt-quatre heures; tous les quatre ou cinq jours, une fois. Au bout de six semaines, la guérison était complète. Néanmoins, il fit appliquer plus tard son appareil à traction pour éviter toute tendance à une nouvelle syndactylie.

OBSERVATION VII (DELORE).

C..., jeune garçon âgé de vingt mois, est affecté d'une syndactylie congénitale de tous les doigts de la main droite ; il est, du reste, doué d'une bonne santé, d'une excellente constitution. Son père et sa mère n'étaient point parents avant le mariage; ils ont déjà eu deux enfants parfaitement conformés et aucune difformité n'a jamais été observée dans leurs familles. La mère était à peu près au deuxième mois de sa grossesse, lorsqu'elle vit un jeune homme affecté d'une difformité de la main et qui venait d'être atteint d'une attaque d'épilepsie. Frappée vivement tout d'abord par ce spectacle, elle l'oublia bientôt complètement, pour s'en souvenir ensuite au moment où elle mit au monde un enfant difforme.

Description de la main. — La main gauche ne présente rien de spécial, elle est vigoureuse et parfaitement conformée. Voici ce que la main droite offre de particulier, tous les doigts sont soudés ensemble ; la dernière phalange seule est libre, mais pour quelques-uns d'entre eux seulement. Cette main, quoique supportée par un avant-bras bien musclé, a subi un arrêt de développement bien manifeste quand on la compare à celle du côté gauche. L'atrophie, du reste, ne porte pas seulement sur la région phalangienne, mais aussi sur le métacarpe.

Le pouce est le doigt le mieux conformé et qui possède relativement le volume le plus considérable ; il est uni avec l'index par une membrane interdigitale qui part de l'extrémité inférieure de la deuxième phalange de ces deux doigts. Cette membrane, douée d'une certaine laxité, permet un léger écartement.

L'index a un volume qui est presque moitié moindre que celui du côté gauche, le pouce droit étant atteint au même niveau que l'index. Il est douteux qu'il possède trois phalanges ; non seulement il est uni avec le pouce, mais encore il est soudé bien plus intimement avec le médius.

Le *médius* est de tous les doigts le plus atrophié ; son extrémité descend moins bas que celle de l'index ; il est très grêle et soudé avec l'index jusqu'à l'extrémité de la pulpe digitale ; l'union est moins complète avec l'annulaire.

L'*annulaire* est le plus long de tous les doigts ; sa dernière phalange est complètement libre de toute adhérence.

L'*auriculaire* est plus grand relativement que l'annulaire ; il possède trois phalanges ; la dernière est dépourvue d'ongle.

La peau de la région dorsale de la main est assez lâche et assez souple ; au-dessous d'elle se trouve un tissu cellulo-adipeux très abondant. La peau de la région palmaire est plus solide ; il serait impossible d'y trouver les éléments de lambeaux autoplastiques.

Mouvements. — Si l'on cherche quelle est leur étendue, on voit que le pouce possède celui d'opposition d'une manière assez prononcée. C'est sans doute à cette cause qu'est dû son développement.

Quant aux autres, ils possèdent la flexion et l'extension ; mais tous ces mouvements sont très limités. Le petit doigt paraît plus fort que les autres ; il est recourbé en crochet.

Malgré cette difformité prononcée, l'enfant se servait de sa main, soit pour saisir ses jouets, soit pour manger.

Opération le 29 octobre 1861. — Un lambeau triangulaire dorsal est disséqué ; sa pointe mousse correspond à l'extrémité inférieure de l'adhérence interdigitale ; sa base est au niveau de l'articulation métacarpophalangienne. Du côté de la face palmaire, on achève de séparer l'espace interdigital par une incision simple. Cette incision est également poursuivie jusqu'au niveau de l'articulation métacarpo-phalangienne et même un peu au-dessus. A l'extrémité de cette incision, on en fait une autre très petite et perpendiculaire, afin d'avoir une surface plane qui s'appliquera exactement sur la pointe émoussée du lambeau. C'est de cette façon qu'on agit pour séparer le pouce de l'index et l'annulaire du petit doigt. Nous avons dit que le médius était atrophié, on se décide à l'enlever complètement et de telle façon que la peau qui le recouvrait pût servir pour former le lambeau qui devait se placer dans l'espace interdigital. Un lambeau est donc taillé sur la face dorsale comme s'il n'y avait pas de médius. Une fois le lambeau disséqué et l'incision palmaire achevée, on pratique la désarticulation du médius; on enlève ainsi tout le squelette sans toucher aux téguments.

Ce médius est constitué par deux phalanges bien apparentes. La première occupe plus des deux tiers de la longueur; elle est encore cartilagineuse. La seconde, qui parait s'articuler avec la première, supporte l'ongle. Toutefois, il est possible qu'il y ait des phalanges réunies entre elles, la petitesse du doigt empêchant de les reconnaître.

Grâce à l'ablation de ce doigt, on eut un lambeau dorsal bien fourni pour combler l'espace entre l'index et l'annulaire.

L'écoulement du sang ne fut pas très considérable pendant l'opération. Des pinces à ligature furent appliquées sur les artères qui donnaient en jet, et enlevées au moment où l'on voulut pratiquer les sutures.

La pointe tronquée de chaque lambeau est unie, par une suture métallique, à la petite incision transversale de la paume de la main; quelques autres fils d'argent furent encore placés pour réunir la peau autour des doigts; mais comme ils paraissaient déterminer une constriction trop forte de l'annulaire et de l'index, on les enleva d'un côté de ces doigts seulement. Des bandelettes de diachylon furent placées dans l'espace interdigital pour y appliquer exactement le lambeau; puis les doigts furent entourés avec de la charpie anglaise cératée.

Au bout de deux jours, pas de fièvre, un peu de rougeur, suppuration peu considérable.

Le 4 novembre, il se produit une hémorragie qui s'arrête spontanément et qui du reste n'est pas abondante; quelques-uns des fils métalliques ont coupé les tissus à cause d'un peu de gonflement inflammatoire.

Le 10 novembre, la réunion est complète pour les lambeaux entre le pouce et l'index, et entre l'index et l'annulaire, elle l'est presque pour celui qui est entre l'annulaire et le petit doigt.

Le 16, il reste encore de très petites plaies, l'une à la face externe de l'auriculaire et l'autre à la face interne de l'index; les mouvements communiqués s'exécutent facilement et sans douleur. Le pouce, l'index et l'annulaire peuvent se fléchir complètement; on ne peut faire subir à l'auriculaire qu'une demi-flexion; le pouce est aussi bien conformé qu'un pouce normal; la racine des autres doigts est plus volumineuse que leur pointe, de telle sorte qu'ils ont une forme légèrement conique. Tout fait espérer que les mouvements, le temps et la rétraction circulaire de la cicatrice remédieront à cette légère défectuosité. Les mouvements gagneront certainement en étendue, mais il est douteux que la main puisse jamais atteindre le même volume que celle du côté gauche.

Le 29 mars 1862, j'ai revu l'enfant C..., et voici dans quel état je l'ai trouvé :

Le *pouce* est bien conformé, fort et développé. L'espace qui le sépare de l'index est profond, large, et ne laisse rien à désirer.

L'*index* ne s'est pas développé; il ne dépasse pas le pouce. Il paraît constitué par deux phalanges seulement. L'articulation de ces deux phalanges jouit d'un mouvement à peine appréciable, tandis que l'articulation métacarpo-phalangienne est très mobile. Ce doigt est séparé de l'annulaire par un espace profond dans lequel on sent la tête du troisième métacarpien qui est privé du médius.

L'*annulaire* est plus long que l'index, son extrémité inférieure est mince, mais le doigt est très mobile. Cependant on ne peut lui reconnaître que deux phalanges.

L'*auriculaire* est assez fort et bien développé, il possède trois phalanges, mais les deux dernières sont peu mobiles l'une sur l'autre. L'espace qui sépare ce doigt de l'annulaire n'est pas aussi accusé que les autres; il s'est produit là une certaine rétraction cicatricielle, mais les adhérences sont lâches, ne descendent que jusqu'au milieu de la première phalange et permettent une grande étendue de mouvement.

Lorsque l'enfant quitta Lyon, la cicatrisation de ce dernier espace n'était pas complète, de sorte qu'il ne fut pas possible de la surveiller.

Il se sert de sa main droite aussi bien que de sa main gauche; c'est à peine s'il montre une prédilection pour celle-ci dans les mouvements qui exigent un effort plus prononcé.

Il saisit les objets, mais son index lui sert de point d'appui seulement, à cause de l'absence de mobilité des phalanges l'une sur l'autre. Cependant ce doigt s'applique assez facilement sur la paume de la main.

Observation VIII (Bourneville, 1865).

Eugène A..., neuf ans, entré le 31 janvier 1862, au nº 11 de la salle Saint-Come, présente aux deux mains une syndactylie congénitale incomplète. A droite, le troisième et le quatrième doigt adhèrent ensemble ; à gauche, les trois derniers appendices digitaux sont unis entre eux. Une dépression existe d'ailleurs au niveau des palmatures et les mouvements s'exécutent assez facilement.

6 février. Chloroforme. Séparation à l'aide de la pince des quatrième et cinquième doigts de la main gauche.

13 février. L'auriculaire est totalement séparé du quatrième doigt, les plaies à peu près cicatrisées.

20 février. Chloroforme. Section par le même procédé de la bride qui unit le quatrième doigt au troisième. En se réveillant, l'enfant, par des mouvements intempestifs, a fait déchirer l'angle interne de la palmature ; de là, une légère hémorragie (charpie imbibée de baume du Commandeur).

27 février. On sectionne la palmature qui réunit les troisième et quatrième doigts de la main droite.

6 mars. Le cinquième doigt (main gauche) est indépendant ; le quatrième est uni au troisième par sa partie moyenne : en bas, vers le métacarpe, ils sont libres, la cicatrisation est parfaite en haut vers la phalangine, la plaie suppure encore. Giraldès coupe cette bride, très mince du reste, avec un fil. Cautérisation avec le nitrate d'argent.

Depuis le début du traitement, on maintient les doigts écartés en les fixant sur une attelle spéciale (main de bois).

14 mars. La cicatrisation marche bien. Les plaies ne suppurent plus qu'au voisinage des ongles interdigitaux. L'éloignement des doigts les

uns des autres, des cautérisations avec le crayon d'azotate d'argent, tels sont les moyens employés pour s'opposer à une nouvelle réunion des doigts.

2 avril. La cicatrisation s'avance. De temps en temps on est obligé d'écarter fortement les doigts pour prévenir de nouvelles adhérences.

13 mai. Depuis plusieurs jours on laisse les doigts libres. Les plaies sont guéries. Le petit doigt, à gauche, les troisième et quatrième doigts de la main droite fonctionnent convenablement. Les autres doigts. soudés anciennement, conservent un peu de raideur.

OBSERVATION IX (BŒCKEL, 1865).

H..., âgée de deux ans. est apportée à la Clinique chirurgicale le 28 avril 1865, pour y être guérie d'un vice de conformation de la main gauche.

Cette petite fille, bien constituée, présente une syndactylie du troisième et du quatrième orteil au pied gauche. Ces deux doigts, bien distincts dans leur partie postérieure, n'ont qu'une seule phalangette un peu plus large qu'à l'état normal ; l'angle est unique, un peu large également et offre dans son milieu une saillie longitudinale, indice de la fusion. Le manchon cutané commun. qui enveloppe ces deux orteils, présente peu de laxité et cela d'autant moins qu'on se rapproche de leur extrémité libre.

Un vice de conformation tout à fait semblable avait existé à la main gauche et aux deux doigts correspondants. Quinze jours après la naissance, le médecin du village avait tenté une opération qui échoua en laissant les déformations suivantes : le médius et l'annulaire sont soudés par un tissu de cicatrice épais et irrégulier qui, de plus, maintient ces doigts fléchis dans la paume et le quatrième plus que le troisième.

30 avril. Opération. Le chloroforme est administré jusqu'à anesthésie complète. Un trait de bistouri sépare les deux doigts jusqu'à la base ; Bœckel circonscrit ensuite toute la peau saine qui recouvre la phalangine de l'annulaire et la dissèque sous forme de lambeau, après quoi il procède à la désarticulation de cette portion du doigt. La peau conservée est maintenant ramenée sur la face saignante de la première

phalange de l'annulaire où elle est fixée par deux points de suture, mais elle ne la couvre qu'aux deux tiers. Pour assurer la séparation complète des doigts, M. Bœckel a encore recours au procédé de Zeller.

On entoure les deux doigts de bandelettes de diachylon peu serrées et on les fixe dans l'extension sur une attelle palmaire offrant des découpures convenables. Le tout est recouvert d'une compresse de ouate.

Le troisième jour on renouvelle le pansement. Peu de fièvre. Les points de suture sont enlevés et les plaies pansées avec une solution de nitrate d'argent. Vers la fin du mois de mai la guérison est complète.

OBSERVATION X (LAUNAY, 1874).

Il s'agit, dans la première observation, d'une multiplicité anormale des doigts et des orteils, avec adhérences latérales des quatre doigts à chacune des mains, et de deux orteils à chaque pied.

OBSERVATION XI (LAUNAY)

Dans la deuxième observation, il s'agit de la mère du cas précédent : elle présente à chaque pied sept orteils, dont quatre sont adhérents deux par deux; les mains offrent en outre une conformation entièrement vicieuse. Cette personne était donc atteinte de polydactylie compliquée de syndactylie; elle fut opérée dans son enfance, et l'énorme difformité de ses deux mains fut la conséquence de cette opération qui lui fut plus préjudiciable qu'utile.

OBSERVATION XII (DUPUY, 1874).

Sur un fœtus, M. Dupuy a vu : à la main droite, une syndactylie de l'index et du médius; à la main gauche, une union des quatre derniers doigts atrophiés; au pied droit, un accolement complet des deux derniers orteils ; au pied gauche, une coalescence des deuxième, troisième et quatrième orteils. Le tout s'accompagnait d'abnormité du globe oculaire, d'hydrocéphalie et de bec-de-lièvre.

Observation XIII (Gillette, 1875).

M. Gillette eut l'occasion d'observer une syndactylie, de cause traumatique, chez un ouvrier ayant eu la main gauche écrasée sous un pilon de droguiste. M. Labbé pratiqua l'incision de la membrane. M. Abadie, dans cette communication, déclara qu'il y avait un meilleur procédé, et proposa la ligature élastique, après l'ouverture faite à la commissure avec le trocart.

Observation XIV (Longuet. 1876).

M. Longuet rapporte un cas de syndactylie, compliquée de pieds bots, sillons cutanés, amputation spontanée, survenue pendant la vie intra-utérine, et de lésions nerveuses. Ici, les doigts ont été soudés par leur extrémité libre avant la naissance. Les ongles n'existent pas et semblent être remplacés par un tissu de cicatrice ancien. Il explique cette syndactylie par une adhérence de surfaces ulcérées à la suite de troubles trophiques d'origine nerveuse. Opération par Verneuil, incision simple. Guérison.

Observation XV (Routier).

Le 8 mai 1879 entrait à la salle Saint-Côme, service de M. le Dr de Saint-Germain, le nommé Hector G..., âgé de quatorze ans. Cet enfant, d'une bonne constitution, était amené pour être opéré d'une palmature qui réunissait le médius et l'annulaire de sa main gauche. La palmature s'étendait jusqu'aux articulations de la phalangine avec la phalangette, et ne permettait entre les extrémités de ces doigts qu'un léger écartement à peine suffisant pour passer un crayon.

Le mouvement des doigts acouplés étaient du reste possible. Du côté dorsal la peau de la palmature était fine et rappelait en tout point celle de la face dorsale de la main ; au contraire, la face palmaire présentait un durillon. Au moment où le petit malade arriva, ce durillon était enflammé et était le siège d'un abcès en bouton de chemise ; à travers l'orifice du derme, un stylet pouvait se mouvoir dans une cavité assez grande.

Avant d'essayer une opération quelconque, on a d'abord songé à guérir cet abcès ; le traitement en a été long, il y eut plusieurs poussées nouvelles, enfin le 1er avril, toute inflammation ayant disparu, l'opération fut décidée.

1er avril. L'enfant est d'abord endormi au chloroforme. Je fais écarter les doigts autant que le permet la palmature et je trace sur la surface dorsale un lambeau triangulaire dont le sommet part de l'extrémité inférieure de la palmature et dont les branches remontent jusqu'au niveau de l'articulation métacarpo-phalangienne des deux doigts palmés, en ayant soin de me tenir en dedans des tendons extenseurs pour ne pas les mettre à nu.

Ces deux incisions tracées, je détache le lambeau des parties profondes en conservant le plus d'épaisseur possible. Je divise alors, suivant la ligne médiane, la peau de la face palmaire de la palmature, remontant un peu au-dessus du niveau des commissures voisines afin de faire la part de la rétraction cicatricielle inévitable. Dès que ces deux temps de l'opération furent achevés, on put écarter les doigts comme ceux de l'autre main. En finissant de libérer le lambeau, je sectionnai une collatérale qui donna un jet de sang assez fort, mais qui fut facilement liée.

Tenant les doigts écartés, je rabattis, dans le fond de cette plaie en V, le lambeau dorsal. Au lieu de suturer le lambeau, je le maintins simplement avec une bandelette de diachylon et je fis par là-dessus un pansement par occlusion avec du diachylon, reliant avec mes bandelettes l'annulaire au petit doigt et le médius à l'index pour favoriser l'écartement que j'exagérai en interposant entre les doigts recouverts de leurs bandelettes et de cérat un tampon de charpie.

Ce pansement est resté en place quatre jours pleins ; le cinquième jour, quand je l'ai enlevé, les plaies des faces latérales des doigts avaient bon aspect et le lambeau plein de vitalité semblait adhérent jusqu'auprès de la pointe. Le même pansement fut réappliqué séance tenante.

10 avril. Neuf jours après l'opération, je refais le pansement; les plaies bourgeonnent parfaitement, la commissure est décidément constituée par le lambeau.

28 avril. Guérison parfaite.

Observation XVI (Troquart, 1886).

M. Troquart a présenté à la Société de Chirurgie de Bordeaux un enfant atteint de syndactylie des mains et des pieds et de quelques autres vices de conformation. L'accouchement a eu lieu dans des conditions normales. La grossesse était parvenue à terme et n'avait rien présenté de particulier. La mère, âgée de trente-trois ans, a toujours été bien portante ; le père, âgé de trente et un ans, est aussi d'une bonne santé habituelle.

Ni l'un ni l'autre, pas plus que les grands-parents, ne présentent aucune difformité.

Parmi les vices de conformation dont est atteint ce nouveau-né, le plus frappant est celui des mains et des pieds. Il y a une syndactylie à peu près complète à chaque main. Les quatre derniers doigts sont soudés dans toute leur étendue ; le pouce seul est libre. On ne trouve pas de membrane entre les doigts comme dans la main palmée ; ceux-ci sont absolument accolés ; il paraît même y avoir soudure osseuse.

Les autres difformités consistent en une division partielle du voile du palais et une malformation du crâne.

La tête est volumineuse ; les bosses frontales sont saillantes, la fontanelle antérieure paraît se continuer en avant jusqu'à la racine du nez, ce qui résulte d'un défaut d'union des deux bords internes de chaque moitié du frontal sur la ligne médiane. L'opération est décidée pour une date ultérieure.

Observation XVII (Dr Kummer, 1891).

Anaplastie d'après la méthode italienne.

F. M..., garçon de sept ans, atteint d'une syndactylie congénitale du troisième et du quatrième doigt de la main gauche. Les seuls mouvements qui agissent sont une légère flexion et extension dans l'articulation métacarpo-phalangienne et dans la dernière articulation interphalangienne.

L'opération a lieu le 6 novembre ; narcose en chloroforme, précautions antiseptiques. On emploie le procédé de Zeller pour la commissure.

Le 3 décembre, la suture du troisième doigt est parfaitement guérie ; la face interne du quatrième doigt est couverte de bourgeons charnus. On avive les bords de la plaie, on enlève les granulations avec la cuiller tranchante ; puis on prépare sur le côté droit de la poitrine un lambeau cutané, à base supérieure ; la largeur du lambeau est de 5 centimètres, sa longueur de 4 centimètres ; le bord inférieur du lambeau est fixé par quatre points de suture à la soie sur le bord postérieur de la plaie du quatrième doigt. La plaie du thorax est recouverte de gaze iodoformée ; puis le bras fixé sur le thorax par une cuirasse plâtrée.

Le 12 décembre, on enlève le pansement plâtré et on coupe la base du lambeau thoracique, qui est en bon état, pour le coudre ensuite au bord antérieur de la plaie du quatrième doigt. Les bourgeons de la plaie du thorax sont raclés avec la cuiller tranchante, puis on procède à une transplantation de l'épiderme, d'après Thiersch, et le garçon se trouve guéri au bout de quelques semaines.

OBSERVATION XVIII (FÉLIZET, 1892).

X..., âgé de six ans, avait l'annulaire soudé au médius dans toute sa longueur ; les deux ongles étaient confondus sur un seul lit de derme unguéal divisé en deux zones par une simple dépression linéaire.

M. Félizet a fait l'opération en deux temps :

Premier temps : Etablissement d'une commissure.

Deuxième temps : Séparation des doigts.

Le procédé employé était un procédé autoplastique. La guérison complète a été obtenue.

Cette opération, telle qu'elle a été faite, est délicate et demande plus de patience et de minutie que d'adresse. Elle est longue, puisqu'il ne faut pas moins de quatre ou cinq semaines de travail attentif pour la mener à bonne fin.

OBSERVATION XIX (LERNO, 1895).

M. Lerno cite un cas de syndactylie des quatre extrémités, cas qu'il a observé à la Clinique de M. le professeur Van Duyse. Mais l'enfant n'a pas été opéré.

OBSERVATION XX (FORGUES, 1890).

X..., jeune soldat du 82ᵉ régiment d'infanterie, fut envoyé à l'hôpital militaire de Vincennes pour y être opéré, le 13 mai 1895.

Avant de décrire l'opération et d'en exposer les résultats, nous indiquerons succinctement, pour chacune des mains, le degré des difformités que nous étions appelé à combattre. On se rendra ainsi bien mieux compte du bénéfice que le malade a retiré de notre intervention.

Main droite. — La palmature, partant du repli cutané interdigital dont elle ne semble être qu'un prolongement, réunit le médius et l'annulaire par leurs bords palmaires et s'arrête sur les phalangines, au niveau des articulations phalangino-phalangettiennes.

Quand on écarte les phalanges unguéales restées libres, la membrane a une longueur de 5 millimètres à sa base et de 3 millimètres à la racine des doigts. Le feuillet cutané dorsal est mince et souple, mais le palmaire est assez épais et peu élastique, ce qui tient à la profession manuelle du sujet et principalement à une ancienne cicatrice, résultant d'une intervention infructueuse faite le lendemain de la naissance.

Cette cicatrice, dont le relief est surtout apparent à la face palmaire dans toute l'étendue de la partie de la membrane qui borde le médius, forme bride et détermine un certain degré de flexion des doigts.

Du côté de la face dorsale, on constate que les doigts sont déviés et un peu déjetés l'un sur l'autre. En même temps, au niveau des articulations phalango-phalanginiennes, on remarque une déformation angulaire très nettement accusée, qui est la conséquence, nous n'avons pas besoin de le dire, de la flexion permanente des phalangines.

Les doigts, normalement développés d'ailleurs, sont privés de tout mouvement indépendant.

Main gauche. — Le médius et l'annulaire sont également réunis par un repli cutané, qui part de la racine des doigts et s'étend, en suivant les bords palmaires, jusqu'aux articulations phalangino-phalangettiennes. Sous ce rapport, l'analogie est donc complète entre les deux mains, mais les caractères des deux membranes ne sont pas les mêmes. La palme est ici un peu plus étroite que du côté droit, tandis que la cicatrice produite par la première intervention est, au contraire, plus large, plus indurée et plus résistante.

Il en est résulté, comparativement à la main droite, une exagération de la flexion des phalangines et de la déviation des doigts.

D'autre part, il y a lieu de remarquer que le bourrelet palmaire correspondant aux doigts palmés empiète d'une façon anormale sur la face antérieure des phalanges.

A la main droite, l'empiètement du bourrelet palmaire sur les phalanges était beaucoup moins accentué.

Opération. La membrane, relativement très étroite à la racine des doigts, nous paraissant cependant suffisamment large pour permettre, après division, l'affrontement des bords des plaies, c'est au procédé de la suture latérale, attribué à Follin, que nous nous sommes arrêté.

Voici les différentes phases de l'opération, qui, sauf quelques points de détail que nous indiquerons, ont été les mêmes pour les deux mains :

Premier temps. — Les doigts étant écartés le plus possible, le bistouri est plongé dans la membrane à 2 millimètres au-dessous de la commissure, et la palme est divisée en suivant une ligne un peu plus rapprochée de l'annulaire que du médius, de façon à laisser plus d'étoffe du côté de ce dernier doigt, qui, étant plus gros, sera plus difficile à habiller.

Deuxième temps. — Les doigts continuant à être écartés nous avons supprimé, à l'angle de l'incision, les lobules graisseux qui débordaient les lèvres de la plaie et nous avons poursuivi notre cheminement dans le bourrelet palmaire, dans une profondeur de 3 à 4 millimètres environ, en empiétant un peu du côté des doigts.

Troisième temps. — Deux points de suture, très rapprochés, ont été appliqués au niveau de la commissure, il a été ensuite procédé à l'affrontement des plaies latérales. Grâce au déblaiement que nous avons pratiqué dans le bourrelet palmaire de chaque main, déblaiement qui, au besoin, pourrait se faire dans une plus grande étendue, le rapprochement des lèvres des plaies commissurales s'est effectué sans effort.

En ce qui concerne l'application des sutures bordantes des doigts, elle s'est faite encore plus aisément, sauf sur le médius gauche, où l'étoffe faisait défaut.

Nous avions dû, en effet, pour ne pas compromettre la réunion immédiate faire le sacrifice d'une partie de la palme, constituée par du tissu cicatrisé très induré. Il en était advenu que la membrane, déjà fort étroite, comme nous l'avons dit, n'était plus suffisante pour revêtir la surface cruentée.

Pour obtenir l'affrontement, nous avons été obligé de mobiliser, sur une faible étendue, les deux feuillets, à la mode de Dieffenbach.

Pansement. — Les doigts furent enveloppés de gaze iodoformée formant coussinet au niveau de la commissure, de façon à les maintenir écartés ; une épaisse couche de ouate, modérément serrée et entourant toute la main jusqu'au poignet, compléta le pansement.

Afin de placer la peau de la paume de la main dans le relâchement le plus complet possible, les doigts furent tenus dans la demi-flexion.

A la main droite les fils des plaies latérales furent enlevés le sixième jour et ceux de la commissure deux jours plus tard. A ce moment les plaies étaient complètement réunies ; mais les cicatrices étant encore fragiles, un pansement léger, simplement protecteur, fut maintenu pendant une quinzaine de jours.

A la main gauche, par suite de la chute de deux fils, l'un sur le médius et l'autre à la commissure, la cicatrisation en ces deux points se fit attendre jusqu'au seizième jour, mais le bourgeonnement fut si peu actif que nous ne dûmes pas recourir à la cautérisation.

La main droite avait été opérée le 22 mai, et la gauche quinze jours plus tard, le 7 juin.

Quand le malade quitta l'hôpital, deux mois après la dernière opération, les commissures étaient très solidement constituées depuis plus d'un mois et demi à droite et depuis environ quatre semaines à gauche.

OBSERVATION XXI

(Communiquée par M. le D^r O'Zoux, chef de clinique chirurgicale
à la Faculté de Médecine de Bordeaux.)

Valentine D..., sept ans, entrée le 25 janvier 1895 dans le service de M. le professeur Piéchaud. Cette petite fille est atteinte de syndactylie des deuxième et troisième doigts gauches. Ces doigts sont normaux comme développement ; mais il y a entre eux une forte membrane, bien nourrie, qui s'étend jusqu'à l'extrémité inférieure de la deuxième phalange.

26 janvier. M. O'Zoux pratique l'opération suivante : sur la face palmaire des doigts unis il taille un lambeau triangulaire allongé qui comprend la peau et le tissu cellulaire, dont la pointe répond au milieu transversal et longitudinal de la membrane d'union et dont la base dépasse un peu le pli métacarpo-phalangien. Cette base est assez large pour empiéter un peu sur les doigts eux-mêmes ; car il faut assurer la vitalité du lambeau. Le triangle palmaire cutanéo-cellulaire bien disséqué et relevé, il incise longitudinalement la palme, maintenant réduite à la peau dorsale munie de son tissu cellulaire en son milieu et jusqu'au niveau de l'articulation métacarpo-phalangienne. Les deux doigts se trouvent ainsi libérés : alors le lambeau palmaire triangulaire est placé dans la commissure ; sa pointe vient s'engager dans l'extrémité de l'incision dorsale et y est fixée.

Un point de suture de chaque côté, et c'est tout pour la commissure. Restent les faces opposées des deuxième et troisième doigts, faces cruentées. Les plaies en sont réunies aussi bien que l'étoffe des doigts le permet.

Petit pansement sec.

31 janvier. Le pansement est renouvelé ; tout a bien tenu. Les petites surfaces demeurées à vif sur les bords des doigts bourgeonnent normalement.

7 février. La commissure est très bonne, point capital contre la récidive.

26 février. L'enfant est guérie.

OBSERVATION XXII

(Prise à la Clinique de M. le Dr SENGENSSE.)

Joseph M..., dix-huit mois.

Le père et la mère sont bien conformés et bien portants. Ils ont eu un autre enfant, une fillette, qui ne présentait aucune malformation et qui est morte à seize mois de la coqueluche. Jamais de difformités dans la famille du père ni dans celle de la mère.

Joseph M... est né à terme, et dès la naissance sa main gauche était beaucoup moins développée que la droite, surtout dans le sens de la longueur. Cette différence dans les dimensions des deux mains s'est maintenue puisque le 12 mars 1896, époque à laquelle il nous est conduit à la Policlinique, nous trouvons que la distance comprise entre le pli inférieur du poignet et l'extrémité du médius est à droite de 8 cent. 1/2, tandis qu'à gauche elle est de 6 cent. 1/2. Le pouce gauche est moins long, moins gros que le droit, et au lieu d'avoir une direction normale, il est incurvé de façon à présenter une courbure à convexité externe. De plus, il est un peu palmé, un peu bridé par une commissure inextensible qui ne permet de l'écarter que fort peu de l'index.

L'union des parties molles de l'index et du médius est complète, mais les os sont nettement séparés, les ongles aussi. Entre le médius et l'annulaire il y a syndactylie pour les deux premières phalanges, palmure pour les phalangettes.

Les dimensions respectives des différents segments des mains sont les suivantes : du pli d'extension du poignet aux articulations métacarpophalangiennes, il y a à gauche 3 cent. 1/2, à droite 4 centimètres. Le pouce gauche a 2 centimètres, le droit 3 cent. 1/2 ; l'index, le médius et l'annulaire gauches ont 3 centimètres ; l'index, le médius et l'annulaire droits ont 5, 5 1/2 et 5 centimètres.

A part un phimosis très accentué, l'enfant ne présente pas d'autre vice de conformation.

En présence de la fusion complète des parties molles, on fait choix du procédé de Didot, et pour ne pas affaiblir l'enfant par une trop grande perte de sang et aussi dans l'espoir d'un meilleur résultat, on décide d'opérer en deux temps.

Dans la première opération, qui a lieu le 17 mars 1896, sous chloroforme et après application de la bande d'Esmarch, on isole l'index du médius par le procédé de Didot. On constate à ce moment-là que ces deux doigts ne présentent que deux phalanges. Les lambeaux, qui sont très bien pour la partie inférieure des doigts où l'affrontement est parfait, sont un peu courts pour entourer la partie voisine de la commissure ; néanmoins, un point est appliqué sur l'angle de chaque lambeau, mais très modérément serré, de façon à amener non pas un affrontement complet, mais un rapprochement aussi exact que possible.

Le même jour, pour donner plus de liberté au pouce, on sectionne perpendiculairement sa commissure et on réunit longitudinalement les deux lèvres de la plaie ainsi faite.

On pratique en même temps la circoncision.

Dix jours après on enlève les points de suture. La réunion est complète dans toutes les parties où on avait pu affronter. A la partie supérieure des deux doigts, la cicatrisation s'achève par bourgeonnement et, au 15 avril, la guérison est complète.

Le résultat est excellent, la commissure est très bien refaite. Le mouvement d'extension du pouce est plus étendu.

Le 28 avril, deuxième intervention pour isoler le médius de l'annulaire. Même procédé, seulement les lambeaux, retenus par le tissu de cicatrice, sont moins extensibles et glissent moins bien que lors de la première opération ; l'affrontement est plus difficile et une assez grande partie de la plaie doit guérir par bourgeonnement. Aussi, le résultat, surtout en ce qui concerne la commissure, est-il moins parfait que celui qu'on a obtenu déjà. Il peut néanmoins être considéré comme très bon.

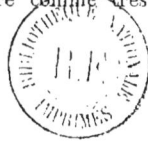

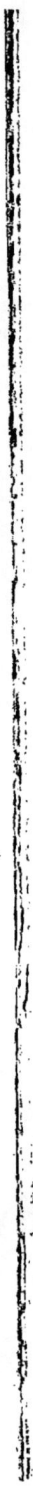

CONCLUSIONS

De l'étude qui précède, nous pouvons tirer les conclusions suivantes :

1º La syndactylie n'est pas aussi fréquente qu'on le croit généralement.

2º La théorie embryogénique qui nous paraît la plus propre à expliquer cette malformation est l'arrêt de développement.

3º Les procédés et méthodes opératoires connus jusqu'à ce jour ne peuvent être appliqués à tous les cas de syndactylie.

4º D'une façon générale, les procédés autoplastiques et en particulier celui de Didot, de Liège, doivent être employés le plus souvent pour remédier à cette difformité.

5º En présence de cas compliqués, le chirurgien doit chercher à combiner les divers procédés, ou même, à l'occasion, les modifier pour arriver, avant tout, à rendre un membre utile.

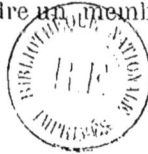

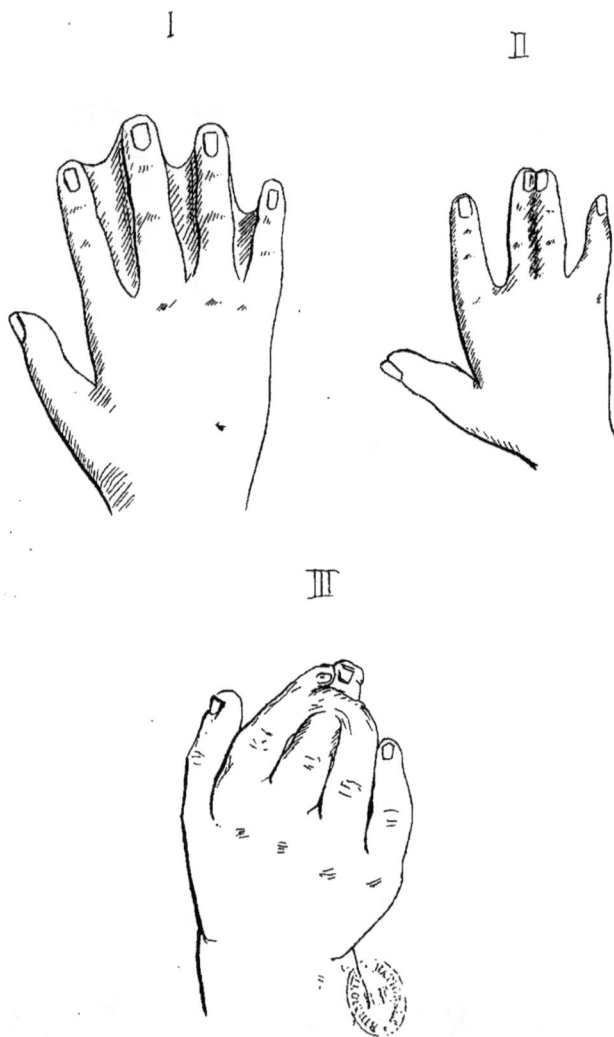

I

II

III

PLANCHE 1. — Syndactylie; première variété (main palmée).

PLANCHE II. — Syndactylie; deuxième variété; réunion des deux doigts sous une même enveloppe cutanée.

PLANCHE III. — Syndactylie congénitale par bride reliant entre eux les trois doigts moyens.

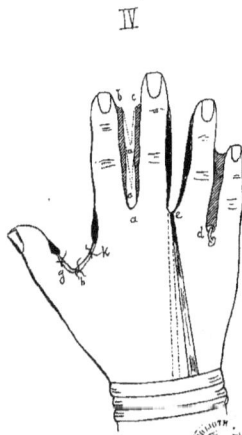

PLANCHE IV. — *b a c*, procédé de l'incision simple ; *d*, procédé de Rudtorffer ; *e f*, procédé de

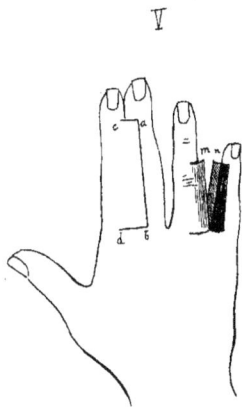

PLANCHE V. — Procédé de Didot ; *a b c d*, taille du lambeau dorsal ; *m*, lambeau dorsal eu-

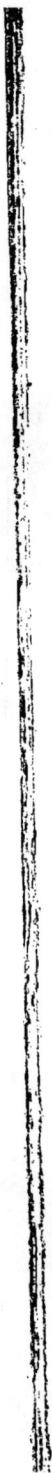

INDEX BIBLIOGRAPHIQUE

Dessaix. — Réunion congénitale des doigts des deux mains : opération pour les séparer (*Journal de médecine*, t. XIV, p. 275, 1761).

Morel-Lavallée. — Cas de syndactylie chez l'homme (*Gaz. méd. Paris*, 1849).

Lemaistre. — Syndactylie (Bull. de la Soc. anat., 1re série. t. XXIV, p. 148, 1849).

Dezautière. — Union congénitale des doigts ; opération (*Gaz. des hôpitaux*, p. 222, 1850).

Guersant. — Adhérences congénitales des doigts (*Gaz. des hôpitaux*, p. 356, 1850).

Legendre. — Syndactylie (Compte rendu de la Soc. de biol., 2e série, t. IV, p. 93, 1857).

Gaillard. — Difformité congénitale des quatre extrémités (*Gaz. méd Paris*, p. 787, 1859).

Bérigny. — Syndactylie congénitale (Ac des sc., 2 novembre, 1863).

Hervey. — Vice de conformation des doigts (Bull. Soc. anat., 2e série, t. XV, p. 338, 1874).

Launay. — Syndactylie (Bull. de la Soc. de chir., 22 juillet 1874).

Devillers. — Contribution à l'histoire de la syndactylie congénitale (Bull. gén. de thérap., t. LXXXVIII, p. 15, 1875).

Longuet. — Syndactylie (Soc. de biol., p. 110, 1er avril 1876).

Blum. — Syndactylie simulant l'ectrodactylie (Bull et mém. de la Soc. de chir., t. VIII, p. 150, 1882).

Chélius. — Adhérences des doigts (Traité de chir., t. II, p. 11, 1856).

Didot. — Doigts palmés (*Rev. méd.-chir. de Paris*, p. 538, 1850).

Vidal de Cassis. — Séparation des doigts réunis congénitalement ou accidentellement (Traité de path. ext., t. VI, p. 672, 1855).

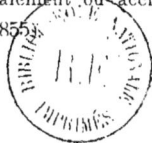

Decès. — Sur les cicatrices vicieuses (Bull. de la Soc. de chir., t. VII, p. 82, 1856).

Verneuil. — Syndactylie et cicatrices vicieuses des doigts (*Rev. de thérap. méd.-chir.*, 1856).

Deguise. - Réunion congénitale du médius et de l'annulaire (Soc. de chir., t. VII, p. 423. et t. VIII, p. 84, 1857).

Foucher. — *Gazette des hôpitaux*, p. 254, 1861.

Delore. — De la syndactylie congénitale et de son traitement par la pression élastique (*Gaz. méd. de Lyon*, t. XVIII, p. 158, 1861); opération par le procédé de Zeller (*Gaz. méd. de Lyon*, 1863, t. XV).

Bœckel. — Syndactylie avec fusion des phalangettes (*Gaz. des hôpitaux*, p. 553, 1865).

Gillette. — Syndactylie de cause traumatique (Bull. Soc. méd. Paris, 23 janvier 1875).

Vogel. — Traitement de la syndactylie par ligature élastique (*Schmidt's Jahrb.*, t. CLXVI, p. 151, 1875).

Routier. — Opération à lambeau dorsal (*France méd.*, 3 juillet 1880).

Lannelongue. - Malformation congénitale (*Arch. de méd.*, 1883).

Poirier. — Thèse d'agrégation, Paris 1886.

Fano. — *J. des conn. méd. prat.*, Paris 1860.

Henriet. — Bull. Soc. anat., Paris 1879.

Minor. — *Rev. gén. de clin. et de thérap.*, Paris 1888, t. II.

Lacayre. — Thèse Bordeaux, 1887.

Guyot-Daubès. — *Rev. d'anthrop.*, Paris 1888, 3 s., III.

Kummer. — *Rev. d'orthop.*, Paris 1891, t. II.

Félizet. — *Revue d'orthop.*, Paris 1892, t. III.

Lerno. — *Flandre méd.*, Gand 1895, t. I.

Forgues. — *Arch. de méd. et de pharm. mil.*, Paris 1896, XXVIII.

Kirmisson. — Maladies congénitales, Paris 1897.

Dictionnaire de Dechambre.

Bordeaux. — Imprimerie du Midi, P. Cassignol, 91, rue Porte-Dijeaux.

www.ingramcontent.com/pod-product-compliance
Lightning Source LLC
Chambersburg PA
CBHW050609210326
41521CB00008B/1184